Q&A
ストレスチェック実施ガイド

職場のメンタルヘルス対策への活用と留意点

小笠原六川国際総合法律事務所
浜口伝博（産業医科大学 産業衛生教授／産業医）

清文社

はじめに

昨今、職業生活で強いストレスを感じている労働者の割合が高い状況で推移し、平成22年度から平成24年度において、精神障害の労災認定件数が３年連続で過去最多を更新するなど、労働者のメンタルヘルスが大きな社会問題となっています。

そして、裁判例においても、労働者の精神疾患について、事業者に対して多額の損害賠償責任を認めたものや、事業者の役員個人の損害賠償責任を認めたものなどがあり、事業者にとっては、大きなリスクのひとつとなっています。

このようなうつ病等の精神疾患の発生を防止するため、労働安全衛生法が改正され、「事業者が労働者に対して行う心理的な負担の程度を把握するための検査」であるストレスチェックの実施が義務付けられることになりました（平成27年12月１日施行。ただし、常時使用する労働者の数が50人未満である事業場については、努力義務にとどまります）。

そして、ストレスチェック実施のために、順次、具体的な運用方法を定めた指針やQ&A、実施マニュアルが作成・公表されており、これらの資料を参照することによって、ストレスチェックの実施方法などを理解することができます。

しかしながら、実際にストレスチェックを実施するに際しては、新しい制度であるがゆえに、多くの疑問点や問題点が生じうるところ、上記資料のみからは必ずしも明らかではない点もあります。

特に、実際にストレスチェックを実施するのは、産業医等の医師、保健師、厚生労働大臣が定める研修を修了した看護師又は精神保健福祉士であるが（「実施者」という）、これらの実施者が実際にストレスチェックを行う際の法的リスクや留意点などについて、さらには事業者の責任等についても解説がなされていない点が多いと思われます。

他方で、ストレスチェックの結果に関する個人情報の取扱いや、労働基準監督署長への報告義務の違反については、罰則規定も存在しています。

そこで、上記指針やQ&A、実施マニュアルを踏まえつつ、それらの資料においてカバーされていない疑問点や問題点にも法律・医療の両側面から応えるべく、ストレスチェック制度導入の実務的手引書として、本書を作成したものです。特に、本書では、法的責任論については主に弁護士が解説をし、実施者としてストレスチェック制度の中心的な役割を期待されている産業医の役割等については産業医自らが解説を加えており、より実践的な手引書として活用されることを期待しています。

本書が、ストレスチェックの実施義務を負うことになる各企業（事業者）の実務担当者をはじめ、実施者等として新たな役割を担い運用に携わる産業医等の医師、保健師、厚生労働大臣が定める研修を修了した看護師、精神保健福祉士や同制度に関与する臨床心理士や産業保健スタッフ、さらには労働法分野に携わる弁護士や社会保険労務士など、ストレスチェック実施に関係するすべての方にも広く活用いただければ幸いです。

最後に、本書執筆に当たっては、EAPのリーディングカンパニーであるティーペック株式会社の代表取締役 砂原健市氏及び社員の方々並びに清文社編集部の中村麻美氏に多大なご協力を賜りましたこと、この場を借りて、厚く御礼申し上げます。

2015年８月

小笠原六川国際総合法律事務所
代表弁護士　**小笠原 耕司**

産業医科大学 産業衛生教授
産業医　**浜口 伝博**

目次　Q＆A　ストレスチェック 実施ガイド
―職場のメンタルヘルスへの活用と留意点―

第1章　ストレスチェック制度の導入方法

第2章　ストレスチェックの実施方法等

4　ストレスチェック結果の記録と保存

第6章　派遣労働者に対するストレスチェック

1　派遣労働者に対するストレスチェックの実施

2　ストレスチェック実施を委託する場合の留意点

凡例

労安法	労働安全衛生法
規則	労働安全衛生規則
労安令	労働安全衛生法施行令
指針	心理的な負担の程度を把握するための検査及び面接指導の実施並びに面接指導結果に基づき事業者が講ずべき措置に関する指針（厚生労働省）
マニュアル	労働安全衛生法に基づくストレスチェック制度実施マニュアル（厚生労働省）
Q＆A	『改正 労働安全衛生法 Q＆A集』（平成27年５月12日更新版）（厚生労働省）
通達	平成27年５月１日基発0501第３号通達
労基法	労働基準法
労契法	労働契約法
民集	最高裁判所民事判例集
判時	判例時報
判タ	判例タイムズ
労判	労働判例

序　章

ストレスチェック制度の概要

1 ストレスチェック制度の趣旨・目的

Q 1 ストレスチェック制度は、どのような目的で設けられたのでしょうか。

A ストレスチェック制度は、労働者のメンタルヘルス不調の一次予防を目的として、労働安全衛生法の改正（平成26年６月25日公布）により創設されました。平成27年12月１日から施行されるため、事業者は平成28年11月30日までに検査を実施しなければなりません。

【解説】

1. ストレスチェックとは

平成26年６月25日に公布された労働安全衛生法の一部を改正する法律により、新たに「ストレスチェック制度」が導入されます。

「ストレスチェック制度」とは、ストレスチェックの実施、その結果に基づく医師による面接指導、面接指導結果に基づく就業上の措置、ストレスチェック結果の集団ごとの集計・分析など、労働安全衛生法第66条の10に係る事業場における一連の取組み全体をいいます（厚生労働省「改正労働安全衛生法に基づくストレスチェック制度について」。以下「制度について」という）。

平成27年４月15日に、ストレスチェック制度に関する省令が公布されるとともに告示、指針（心理的な負担の程度を把握するための検査及び面接指導の実施並びに面接指導結果に基づき事業者が講ずべき措置に関する指針）が発表されました。平成27年12月１日から施行され、常時50人以上の労働者を雇用する事業者は、平成28年11月30日までに検査を実施しなければなりません。

2. ストレスチェック制度の目的

(1) メンタルヘルス不調の一次予防

1つ目はメンタルヘルス不調の一次予防です。

現在の我が国において、メンタルヘルス不調に基づく労災の発生事例が増加傾向にある等（次頁）、労働者のメンタルヘルス不調は企業に著しい影響を与えており、対策が急務となっています。厚生労働省も、これまで労働安全衛生法を一部改正する等して、この問題への対策を講じてきましたが、必ずしも有効に機能していません。これまでの対策は、メンタルヘルス不調を早期に発見し、適切な対応を行う二次予防や、メンタルヘルス不調となった労働者の職場復帰を支援する三次予防を中心に講じられてきましたが、必ずしも効率的ではありませんでした。その原因のひとつとして、精神疾患は、再罹患率が高いことが挙げられます。

そこで今回のストレスチェック制度導入においては、メンタルヘルス不調の未然防止という、一次予防に制度目的の重点が据えられています。事業者には、各事業場の実態に即して実施される二次予防及び三次予防も含めた労働者のメンタルヘルスケアの総合的な取組みの中に本制度を位置付け、取組みを継続的かつ計画的に進めることが望まれます（制度について）。

⑵　労働者自身の気付きを促す

2つ目は、労働者自身のストレスへの気付きを促すことです。ストレスチェックを受検した労働者からの面接指導の申出の割合が高まれば、メンタルヘルス不調への早期の対応に繋がります。すなわち、低ストレス者に対してはセルフケアを促し、高ストレス者に対しては早期診断、早期対策を促すことで、いずれの場合も精神疾患の発症の事前予防に繋がることになります。これまでは、月100時間の長時間労働者しか医師による面接指導を受けられなかったものが、長時間労働の要件なくして受けることが可能になった点が大きく評価できます。

⑶　職場環境の改善

3つ目は、職場環境の改善です。面接指導の結果に基づき、医師の意見を聴き、必要に応じ就業上の措置を講じることが事業者の義務となるため、労働者のストレスの原因となる職場環境の改善に繋がります（制度について）。

実務上のワンポイント

事業者は、今後は早期発見・早期対策という一次予防を中心とした、メンタルヘルスケアが重要となる点を十分意識すべきでしょう。

Q 2 ストレスチェック制度は職場のメンタルヘルス対策においてどのように位置付けるべきですか。

A ストレスチェックそのものは「検査」であることから、機能の面では「二次予防的」といえますが、検査結果の活用の面では「一次予防的」であることが望まれています。したがって、ストレスチェックは、一次予防から二次予防にまたがるメンタルヘルス対策として機能させる必要があります。

【解説】

1. 労働安全衛生法とストレスチェック

労働安全衛生法第３条には、事業者は「快適な職場環境の実現と労働条件の改善を通じて、職場における労働者の安全と健康を確保するようにしなければならない。」とあり、「快適な職場環境の実現と労働条件の改善」が法の求める優先事項であることが謳われています。この理念はストレスチェックにも流れており、労働者が快適に、そして健康に働くことができるような、ストレスの少ない職場の実現が目的です。

2. 一次予防、二次予防、三次予防

職場のメンタルヘルス対策を推進する担当者は、施策の目的や機能について、一次予防、二次予防、三次予防、の概念で整理し、全体が有効に連携して良好な効果を出せるように企画を推進することが必要です。

㋐ 「一次予防」とは、健康障害を発生させる職場要因をできる限り、排除、低減、制限、抑制、することで労働者の健康を予防する方法です。ストレスの原因に対して直接的に取り組むという本質的な対策です。また、職場環境面だけでなく労働者側においてもストレスへの気付きを高め、それへの対処能力を強化することで個人側の一次予防力（ストレスへの耐性）を高めようとする施策も一次予防に含まれます。

(イ)「二次予防」とは、労働者の健康障害を早期に発見するためのチェック機能をいいます。一次予防の原因対策が完全ではないため、また労働者側にも個人差があってストレス対応力が十分でない労働者がいるため、ストレス曝露によって健康障害となってしまう労働者がどうしても発生してしまうからです。健康障害を早期の段階で発見でき、適切な医療へと繋ぐことができれば、健康障害の進行を止め健康回復を早めることができます。

(ウ)「三次予防」とは、すでに健康障害が進行した健康不調者に対し、それ以上の機能損失が進まないように医療を用いて回復させることをいいます。事業場でいえば、メンタルヘルス不調から回復した労働者に対して、職場復帰を支援する事業場プログラムも「三次予防」の概念に含まれます。

3. ネガティブメンタルヘルスからポジティブメンタルヘルスへ

過去のメンタルヘルス施策は、体調に問題がある人を早めに発見して対処へと誘導することが主流で、いわゆる二次予防に力点が置かれていました。しかし近年、職場で問題になるものは、精神疾患とまではいかないものの適応障害を繰り返す者や、パーソナリティの問題で人との協調がとれないというようなものです。治療というよりも不適応という課題に対して、産業保健職にはケースマネジメント力が求められるようになりました。今まではメンタルヘルス不調者への対応に焦点を当てた対策、いわゆる「ネガティブメンタルヘルス」施策が優先されてきましたが、これからは不適応を起こさないための職場環境や人間関係づくりといった「ポジティブメンタルヘルス」施策への転換に関心が移りつつあります。別な視点でいえば、三次予防から一次予防への転換です。ストレスチェックを活用しながら、この転換を少しずつ進めていくことが大切です。

実務上のワンポイント

ストレスチェックは、リスクの高い職場や労働者個人にとっては改善行動へのきっかけとなることができますし、結果を職場と働く人との健康総合指標としてとらえれば、事業場で現在展開しているメンタルヘルス施策に対する評価指標として利用することもできます。

2 ストレスチェック制度の全体像

Q3 昨今の労働者のメンタルヘルスに関する現状について説明してください。

A 平成26年度における精神障害に係る労災請求件数は1456件、うち支給決定件数は497件であり、ともに過去最多となっています。

【解説】

1. 労災請求件数

平成26年度における精神障害等に係る労災請求・決定件数（資料1）は、精神障害の労災請求件数が1456件、支給決定件数が497件、ともに過去最多となっています。

2. 業種別

精神障害の請求件数を多い業種別（中分類）でみると（資料2）、社会保険・社会福祉・介護事業が最も多く、これに医療業、道路貨物運送業と続き、一般的にストレスが溜まりやすいといわれている業種が上位を占めているといえます。

3. 職種別

精神障害に係る労災の請求、決定及び支給決定件数を職種別にみると（資料3）、平成26年度においては、請求件数が最も多いのは専門的・技術的職業従事者です。次いで事務従事者、サービス職業従事者から多く請求されており、こうした結果もストレスが溜まりやすい労務内容に起因していると考えられます。

4. 年齢別

年齢別にみると（**資料４**）、平成26年度においては、働き盛りである40～49歳の請求件数が最も多く、決定件数おいても上位を占めています。次いで30～39歳、20～29歳の順で請求件数が多くなっています。こうしたデータから、労働の質と量が労働者のストレスに大きく影響していると推察されます。

資料１●精神障害等に係る労災請求・決定件数の推移

精神障害の労災補償状況

区分 ＼ 年度		平成22年度	平成23年度	平成24年度	平成25年度	平成26年度
精神障害	請求件数	1181	1272	1257	1409	1456（ 551）
	決定件数 注2	1061	1074	1217	1193	1307（ 462）
	うち支給決定件数 注3	308	325	475	436	497（ 150）
	［認定率］注4	[29.0%]	[30.3%]	[39.0%]	[36.5%]	[38.0%]（32.5%）
うち自殺 注5	請求件数	171	202	169	177	213（ 19）
	決定件数	170	176	203	157	210（ 21）
	うち支給決定件数	65	66	93	63	99（ 2）
	［認定率］	[38.2%]	[37.5%]	[45.8%]	[40.1%]	[47.1%]（ 9.5%）

審査請求事案の取消決定等による支給決定状況　注6

区分 ＼ 年度		平成22年度	平成23年度	平成24年度	平成25年度	平成26年度
精神障害	支給決定件数 注7	15	20	34	12	21（ 6）
	うち自殺	7	10	15	5	10（ 1）

注 1 本表は、労働基準法施行規則別表第1の2第9号に係る精神障害について集計したものである。
2 決定件数は、当該年度内に業務上又は業務外の決定を行った件数で、当該年度以前に請求があったものを含む。
3 支給決定件数は、決定件数のうち「業務上」と認定した件数である。
4 認定率は、支給決定件数を決定件数で除した数である。
5 自殺は、未遂を含む件数である。
6 審査請求事案の取消決定等とは、審査請求、再審査請求、訴訟により処分取消となったことに伴い新たに支給決定した事案である。
7 審査請求事案の取消決定等による支給決定件数は、上表における支給決定件数の外数である。
8 ( )内は女性の件数で、内数である。なお、認定率の( )内は、女性の支給決定件数を決定件数で除した数である。

精神障害に係る労災請求・決定件数の推移

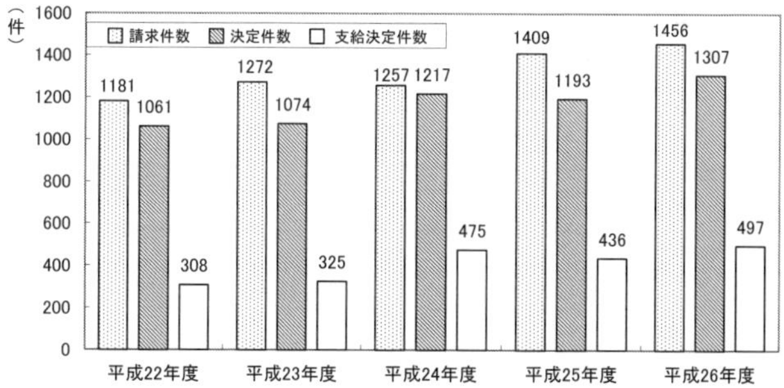

資料2●精神障害の請求件数の多い業種（中分類の上位15業種）

平成26年度

	業種（大分類）	業種（中分類）	請求件数
1	医療，福祉	社会保険・社会福祉・介護事業	140（90）
2	医療，福祉	医療業	95（72）
3	運輸業，郵便業	道路貨物運送業	84（10）
4	サービス業（他に分類されないもの）	その他の事業サービス業	64（28）
5	卸売業，小売業	その他の小売業	51（26）
6	情報通信業	情報サービス業	48（12）
7	製造業	電気機械器具製造業	47（7）
8	製造業	輸送用機械器具製造業	39（7）
9	教育，学習支援業	学校教育	37（20）
10	サービス業（他に分類されないもの）	その他のサービス業	36（10）
11	卸売業，小売業	各種商品小売業	33（15）
11	学術研究，専門・技術サービス業	専門サービス業（他に分類されないもの）	33（14）
11	卸売業，小売業	機械器具小売業	33（8）
14	宿泊業，飲食サービス業	飲食店	31（12）
15	学術研究，専門・技術サービス業	技術サービス業（他に分類されないもの）	30（3）

注 1 業種については、「日本標準産業分類」により分類している。
2 （ ）内は女性の件数で、内数である。

資料3●精神障害の職種別請求、決定及び支給決定件数

職種（大分類）＼年度	平成25年度			平成26年度		
	請求件数	決定件数	うち支給決定件数	請求件数	決定件数	うち支給決定件数
専門的・技術的職業従事者	307	264	104	347（137）	297（115）	110（40）
管理的職業従事者	58	39	18	84（13）	92（13）	49（4）
事務従事者	350	316	86	336（182）	314（146）	99（41）
販売従事者	162	126	42	155（64）	142（48）	53（15）
サービス職業従事者	176	132	51	193（99）	155（84）	63（31）
輸送・機械運転従事者	95	74	30	78（6）	76（11）	31（3）
生産工程従事者	153	143	56	127（28）	132（28）	51（9）
運搬・清掃・包装等従事者	32	31	10	62（17）	47（13）	17（5）
建設・採掘従事者	48	41	24	52（1）	40（1）	18（1）
その他の職種（上記以外の職種）	28	27	15	22（4）	12（3）	6（1）
合計	1409	1193	436	1456（551）	1307（462）	497（150）

注 1 職種については、「日本標準職業分類」により分類している。
2 「その他の職種（上記以外の職種）」に分類されているのは、保安職業従事者、農林漁業従事者などである。
3 （ ）内は女性の件数で、内数である。

資料４●精神障害の年齢別請求、決定及び支給決定件数

年度／年齢	平成25年度						平成26年度					
	請求件数		決定件数		うち支給決定件数		請求件数		決定件数		うち支給決定件数	
		うち自殺		うち自殺		うち自殺		うち自殺		うち自殺		うち自殺
19歳以下	20	0	19	2	6	1	15 (9)	1 (0)	11 (5)	1 (0)	9 (4)	0 (0)
20～29歳	277	44	221	34	75	9	297 (111)	40 (4)	271 (99)	49 (9)	104 (37)	19 (1)
30～39歳	428	42	382	38	161	21	419 (139)	52 (3)	390 (127)	52 (5)	138 (37)	23 (0)
40～49歳	421	46	347	45	106	16	454 (190)	72 (7)	392 (144)	61 (4)	140 (43)	28 (1)
50～59歳	218	38	175	28	69	12	217 (83)	37 (2)	199 (73)	38 (2)	86 (23)	23 (0)
60歳以上	45	7	49	10	19	4	54 (19)	11 (3)	44 (14)	9 (1)	20 (6)	6 (0)
合計	1409	177	1193	157	436	63	1456 (551)	213 (19)	1307 (462)	210 (21)	497 (150)	99 (2)

注 1 自殺は、未遂を含む件数である。
　 2 ( )内は女性の件数で、内数である。

出典：資料１～４はともに厚生労働省ホームページ
（「過労死等の労災補償状況」（平成26年度）http://www.mhlw.go.jp/file/04-Houdouhappyou-11402000-Roudoukijunkyokuroudouhoshoubu-Hoshouka/h26seishin_1.pdf）

実務上のワンポイント

事業者にとっては、適切なメンタルヘルス対策を講じ、労災請求を減少させていくことが喫緊の課題です。現状のデータを業種別、職業別、年齢別に分析することで一定の傾向を把握し、有効な対策を立てる必要があります。

Q4 従来のメンタルヘルス対策とストレスチェック制度との関係について説明してください。

A 従来のメンタルヘルス対策は労働者のメンタルヘルス不調の二次予防、三次予防に重きが置かれていたのに対し、ストレスチェック制度は一次予防を目的としています。

両者は、事業者が取り組むべき一連のメンタルヘルスケアにおいて、連続した関係にあります。

【解説】

1. 従来のメンタルヘルス対策

社会や人間関係が複雑化し、仕事や職業生活に関して強い不安、悩み又はストレスを感じている労働者が増える傾向にあります。

元来、事業者による労働者のメンタルヘルスケアは、取組みの段階ごとに、①労働者自身のストレスへの気付き及び対処の支援並びに職場環境の改善を通じて、メンタルヘルス不調となることを未然に防止する一次予防、②メンタルヘルス不調を早期に発見し、適切な対応を行う二次予防、③メンタルヘルス不調となった労働者の職場復帰を支援する三次予防に分けられます。国による労働者のメンタルヘルス対策は、これまで、二次予防や三次予防に重きを置いていました。

2. メンタルヘルス対策の経過

今回のストレスチェック制度の導入に至るまで、近年、国はメンタルヘルス対策として主に以下のような施策を講じてきました。

(1) 平成17年労働安全衛生法改正

平成17年労働安全衛生法改正（平成18年４月１日施行）では、まず、ストレスチェック制度の前身である面接指導制度が法制化されました。

同改正によって、事業者は、週単位の時間外労働が１か月100時間を超え、疲労の蓄積が認められる労働者に対しては医師による面接指導を実施し、その結果を記録することが義務付けられました。

また、事業者は、医師による面接指導の結果に基づき、当該労働者の健康を保持するために必要な措置について医師の意見を聴取し、必要に応じて、当該意見をもとに就業上の措置を講じなくてはなりません。

(2)「労働者の心の健康の保持増進のための指針」の公表

厚生労働省は、平成18年３月、事業場における心の健康の保持増進を図るため、「労働者の心の健康の保持増進のための指針」（平成18年３月31日付健康保持増進のための指針公示第３号。以下「メンタルヘルス指針」という）を公表し、事業場におけるメンタルヘルスケアの実施を促進してきました。メンタルヘルス指針は、労働安全衛生法（昭和47年法律第57号）第70条の２第１項の規定に基づき、同法第69条第１項の措置の適切かつ有効な実施を図るための指針として、事業場において事業者が講ずるように努めるべき労働者の心の健康の保持増進のための措置（以下「メンタルヘルスケア」という）が適切かつ有効に実施されるよう、メンタルヘルスケアの原則的な実施方法について定めています。

メンタルヘルス指針によれば、事業者は、自らが事業場におけるメンタルヘルスケアを積極的に推進することを表明するとともに、衛生委員会等による調査審議を経て、「心の健康づくり計画」を策定、実施する必要があるとされています。「心の健康づくり計画」の実施にあたっては、①セルフケア、②ラインによるケア、③事業場内産業保健スタッフ等によるケア、④事業場外資源によるケア、の４つのメンタルヘルスケアが継続的かつ計画的に行われるよう、教育研修・情報提供を行うとともに、４つのケアを効果的に推進し、職場環境等の改善、メンタルヘルス不調への対応、職場復帰のための支援等が円滑に行われるようにする必要があるとされました（指針参照）。

3. ストレスチェック制度の導入

新たに創設されたストレスチェック制度は、メンタルヘルス不調の一次予防をさらに強化すべく、定期的に労働者のストレスの状況について検査を行い、本人にその結果を通知して自らのストレスの状況について気付きを促し、個々の労働者のストレスを低減させるとともに、検査結果を集団ごとに集計・分析し、職場におけるストレス要因を評価し、職場環境の改善に繋げることで、ストレスの要因そのものを低減するよう努めることを事業者に求めるものです。特に、ストレスの高い者を早期に発見し、医師による面接指導及び就業上の措置を講じることで、労働者のメンタルヘルス不調を未然に防止することを最重要目的としています。

4. 従来のストレスチェック対策との関係

ストレスチェック制度の導入を受けて、事業者は、メンタルヘルス指針に基づき各事業場の実態に即して実施される二次予防及び三次予防も含めた労働者のメンタルヘルスケアの総合的な取組みの中にストレスチェック制度を位置付け、メンタルヘルスケアに関する取組方針の決定、計画の作成、計画に基づく取組みの実施、取組結果の評価及び評価結果に基づく改善の一連の取組みを継続的かつ計画的に進めることが望まれます。

また、事業者には、ストレスチェック制度がメンタルヘルス不調の未然防止だけでなく従業員のストレス状況の改善及び働きやすい職場の実現を通じて生産性の向上にもつながるものであることに留意し、事業経営の一環として､積極的に本制度の活用を進めていくことが求められます(指針参照)。

実務上のワンポイント

ストレスチェック制度は、労働者におけるメンタルヘルス不調を未然に防止する、一次予防に力点を置いています。やむをえず精神疾患が発症してしまった場合は、従来の二次予防や三次予防のフェーズにて対応していくことになり、したがって、従来のメンタルヘルス対策とストレスチェック制度は、互いに連続性をもった関係にあるといえます。

Q 5 ストレスチェック制度の概要を説明してください。

A ストレスチェック制度は、概して、
1　ストレスチェック制度の実施に先立つ労働者への通知、並びに実施体制の確立・方針表明
2　衛生委員会の実施方法の審議・社内規程化
3　実施体制に基づくストレスチェックの実施
4　高ストレス者に対する医師の面接指導の実施と就業上の措置
5　集団的分析と職場環境の改善
等からなります。

【解説】

(1) 実施前

① 事業者は、法、規則及び指針に基づき、ストレスチェック制度に関する基本方針を表明します。
② 衛生委員会等において、ストレスチェック制度の実施方法等について調査審議を行います。
③ 審議結果を踏まえ、事業者がその事業場におけるストレスチェック制度の実施方法等を規程として定めた上で労働者に情報提供します。

(2) 実施時

④ 事業者は、労働者に対して、医師、保健師又は厚生労働大臣が定める研修を修了した看護師もしくは精神保健福祉士（以下「医師等」という）によるストレスチェックを行います。
⑤ 事業者は、ストレスチェックを受けた労働者に対して、当該ストレスチェックを実施した医師等（以下「実施者」という）から、その結果を直接本人に通知させます。

(3) 面接指導

⑥ ストレスチェック結果の通知を受けた労働者のうち、高ストレス者として選定され、面接指導を受ける必要があると実施者が認めた労働者から申出があった場合は、事業者は、当該労働者に対して、医師による面接指導を実施します。

⑦ 事業者は、面接指導を実施した医師から、就業上の措置に関する意見を聴取します。

(4) 就業上の措置

⑧ 事業者は、医師の意見を勘案し、高ストレス者の附帯状況に応じて、時短や作業転換等の就業制限や就業禁止等の就業上の措置を講じます。

(5) 集団ごとの集計・分析

⑨ 事業者は、実施者に、ストレスチェック結果を一定規模の集団ごとに集計・分析させます。

⑩ 事業者は、この集団ごとの集計・分析の結果を勘案し、職場のストレスを低減させるため、職場の物理的レイアウト、労働時間、作業方法、組織、人間関係などの職場環境を改善するために、適切な措置を講じます（指針より抜粋）。

実務上のワンポイント

ストレスチェック制度は、受検前の段階から受検、面接指導、就業上の措置、集団分析・職場環境の改善と手続きが煩雑であるため、産業医等の専門家を含め多数の人々が関与する制度です。したがって、同制度が成功するためには関係者間の密な連携が重要です。導入にあたっては、精神疾患に対する偏見をなくすことも、事業者に求められるところです。

ストレスチェックと面接指導の実施に係る流れ

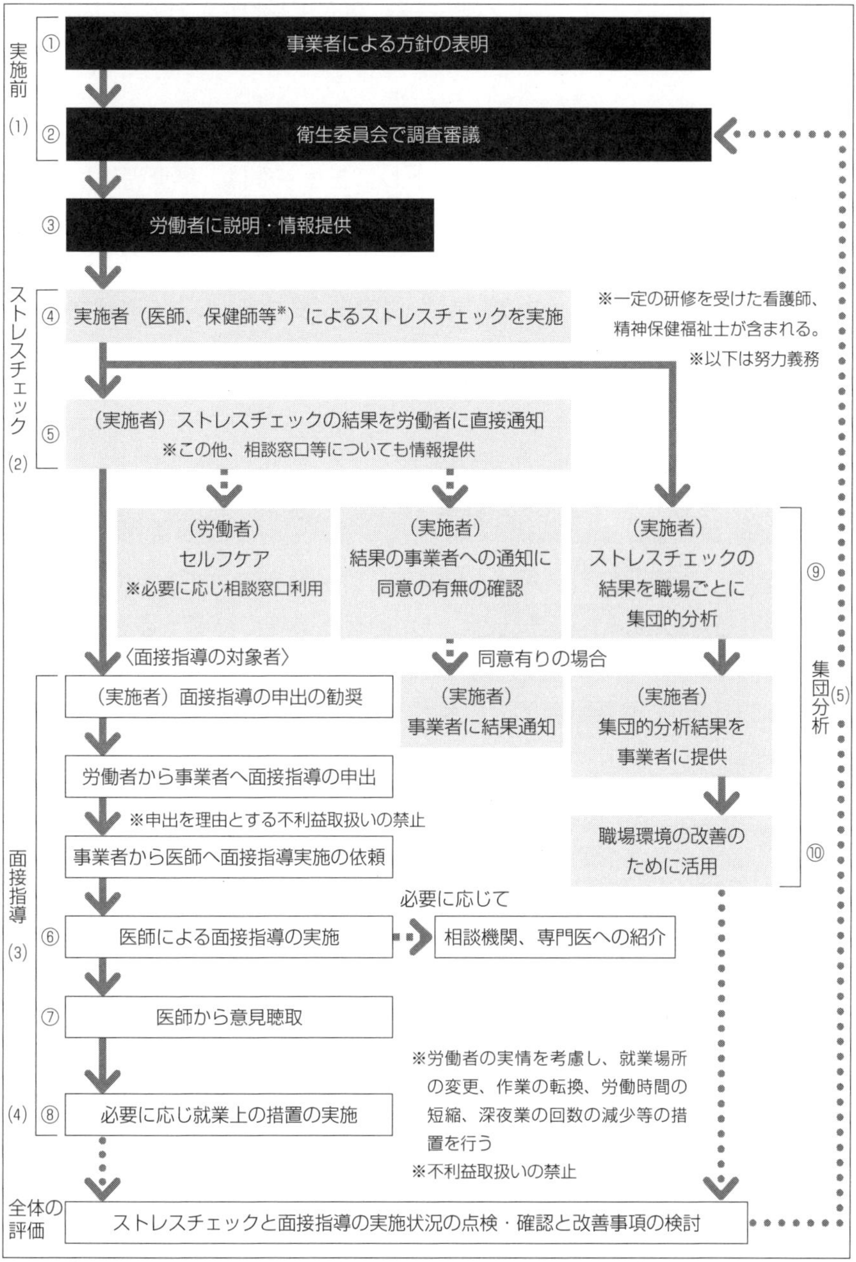
実施前(1)
① 事業者による方針の表明
② 衛生委員会で調査審議
③ 労働者に説明・情報提供
ストレスチェック(2)
④ 実施者（医師、保健師等※）によるストレスチェックを実施
※一定の研修を受けた看護師、精神保健福祉士が含まれる。
※以下は努力義務
⑤ （実施者）ストレスチェックの結果を労働者に直接通知
※この他、相談窓口等についても情報提供
（労働者）セルフケア ※必要に応じ相談窓口利用
（実施者）結果の事業者への通知に同意の有無の確認
（実施者）ストレスチェックの結果を職場ごとに集団的分析
⑨
集団分析(5)
〈面接指導の対象者〉
同意有りの場合
（実施者）事業者に結果通知
（実施者）集団的分析結果を事業者に提供
職場環境の改善のために活用
⑩
面接指導(3)
（実施者）面接指導の申出の勧奨
労働者から事業者へ面接指導の申出
※申出を理由とする不利益取扱いの禁止
事業者から医師へ面接指導実施の依頼
必要に応じて
⑥ 医師による面接指導の実施
相談機関、専門医への紹介
⑦ 医師から意見聴取
※労働者の実情を考慮し、就業場所の変更、作業の転換、労働時間の短縮、深夜業の回数の減少等の措置を行う
(4) ⑧ 必要に応じ就業上の措置の実施
※不利益取扱いの禁止
全体の評価
ストレスチェックと面接指導の実施状況の点検・確認と改善事項の検討

出典：「改正労働安全衛生法に基づくストレスチェック制度について」（4頁）より作成

Q6 ストレスチェック制度は、従前の健康診断とどのような点で異なっているのでしょうか。

A 従前の健康診断と違い、ストレスチェックは、事業者には義務付けられているものの、労働者にはその受検が義務付けられていません。

また、ストレスチェックの結果は、労働者（受検者）のみに通知され、事業者へは労働者本人の同意なく通知はされない点も異なります。

【解説】

1. 労働者の義務における相違

労働者の健康管理については、事業者には労働者に対する定期的な一般健康診断（労安法66Ⅰ）の実施と、一定の有害業務に従事する労働者に対する特殊健康診断（同Ⅱ）の実施が義務付けられています。また、同法は労働者に対しても健康診断の受診義務を課しています（同66Ⅴ、ただし罰則はない）。

これに対し、ストレスチェック制度においては、事業者に対してその実施が義務付けられている一方、労働者に対してはストレスチェックの受検が義務付けられていません。理由として、ストレスチェック制度の受検は、労働者のメンタルヘルス不調を未然に防止する一次予防を目的としたものにすぎないからです。すなわち、労働者の健康を把握する健康診断とは異なり、もっぱら労働者の意思に委ねられており、義務を課すまでの必要はありません。これらの相違は、健康診断は労働者の健康状態を把握するためのものであるのに対し、ストレスチェックはメンタルヘルス不調を未然に防止するという「一次予防」を目的としていることから生じます。

2. 結果の通知における相違

次に、健康診断の場合は、事業者は結果を記録しておかなければならず（同66の3）、受診した労働者へ当該結果を通知しなければなりません（同66の6）。これに対しストレスチェックの結果は、労働者（受検者）のみに通知され、事業者へは労働者本人の同意なくして通知されることはありません（同66の10Ⅱ）。

実務上のワンポイント

従前の健康診断とストレスチェック制度はその目的を異にするため、理論的には、別々に実施する必要があります。しかし実際は、併せて実施するほうが効率的であるため、相当数の企業において健康診断とストレスチェックを同時に実施することが想定されます。同時に実施する場合には、事業者は両者の目的の相違点を意識し、ストレスチェックの調査票と健康診断の問診票を区別する等、受検・受診義務の有無及び結果の取扱いがそれぞれ異なることを労働者が認識できるよう必要な措置を講じなければなりません（指針7⑴エ）。また、個人情報の取扱いには十分留意し、ファイアーウォールの確立が必要です。

3 基本的な考え方

Q7 ストレスチェック制度の実施にあたり、留意すべき事項は何でしょうか。

A 事業者、労働者及び産業保健スタッフ等の関係者が、制度の趣旨を正しく理解し、指針の内容を踏まえ、衛生委員会又は安全衛生委員会（以下「衛生委員会等」という）の場を活用し、互いに協力・連携しつつ、効果的なものにするよう、努力していくことが重要です。

【解説】

1. 実施にあたって事業者が留意すべき事項

① ストレスチェックに関して、労働者に対して受検を義務付ける規定は置かれていないものの、本制度を効果的なものにするためにも、可能であれば全ての労働者の受検が望まれます。事業者は、ストレスチェック制度の意義の啓蒙や受検の勧奨を積極的に行うことが望まれます。

② 本制度を効果的なものにするためにも、ストレスチェックの結果、高ストレス者として選定され、面接指導を受ける必要があると実施者が認めた労働者は、できるだけ申出を行い、医師による面接指導を受けることが望まれます。実施者は、当該労働者に対して、面接指導の申出をするよう勧奨を行うことができる（規則52の16Ⅲ）ことから、事業者は、具体的な勧奨の方法等について実施者と事前に十分協議しておくべきでしょう。

③ 事業者は、ストレスチェック結果に関する集団ごとの集計・分析、及びその結果を踏まえた必要な措置を講ずるよう努めなくてはなりません（規則52の14）。これはあくまで努力義務として規定されていますが、職場におけるストレスの有無及びその原因を把握し、職場環境の改善を行うことは重要であり、できるだけ実施されることが望まれます（指針3③）。

2. 産業保健スタッフが留意すべき点

⑴ 安心して受検してもらう環境づくりに努めること

ストレスチェックの結果は労働者の同意がなければ事業者に提供してはならず、検査の実施の事務に従事した者には守秘義務が課されます。産業保健スタッフは、そうした規定の趣旨を理解し、労働者のプライバシーへの配慮を尽くす必要があります。また、ストレスチェックは、自記式の調査票を用いて行うため、労働者が自身の状況をありのままに答えることのできる環境を整えることが重要です。安心して答えられる環境になければ、労働者によって回答が操作され、労働者や職場の状況を正しく反映しない結果となるおそれがあることに留意しなければなりません。

⑵ 検査を受ける受検者以外の者にも配慮すること

例えば、ストレスチェックを受けた労働者の所属部署の責任者にとっては、自身の統括する部署の労働者のストレスチェック結果は、責任者の人事労務管理・健康管理能力の評価指標として用いられる可能性があるため、そうした責任者に不利益が生じるおそれにも配慮する必要があります。

⑶ 安心して面接指導を申し出られる環境づくりに努めること

労働者にとって面接指導の申出がしやすい環境を整えなければ、高ストレス者がそのまま放置されるおそれがあります。事業者は、労働者が安心して医師の面接指導を希望する旨を申し出られるよう配慮する必要があります。例えば、(i)ストレスチェックの結果や面接指導の内容等の情報の流れを明確化したり、(ii)面接申出の手続の簡素化と秘匿化を図ることや、(iii)面接指導を実施する医師が、日頃よりメンタルヘルスケアについて正しい知識を付与・教育する必要があります（マニュアル55頁）。

実務上のワンポイント

ストレスチェック制度の有効性を確保するためには、面接指導の適切な実施がとりわけ重要であり、労働者にとって面接指導の申出をしやすい環境を整える必要があります。そのためには、日頃から、産業医等、面接指導を担当する可能性のある医師が、労働者に対しメンタルヘルスケアに関する正しい知識を指導する等して、労働者とのコミュニケーションを図ることが重要でしょう。また、ストレスチェック結果の提供につき同意をしていて、かつ、面接指導が必要であると判定された労働者に対しては、事業者自らが申出を勧奨することも場合によっては必要でしょう（Q54参照）。

4 事業者の安全配慮義務との関係

Q8 企業の安全配慮義務とは、どのような内容でしょうか。

A 事業者は、労働契約に伴い、労働者がその生命、身体等の安全を確保しつつ労働することができるよう、必要な配慮をする義務を労働者に対して負っており、その旨は労働契約法にも規定されています（労契法５）。

【解説】

1. 安全配慮義務とは

安全配慮義務を初めて認めた最高裁判例（最判昭和50年２月25日民集29巻２号143頁）によれば、安全配慮義務とは、「ある法律関係に基づいて特別な社会的接触の関係に入った当事者間において、当該法律関係の付随義務として当事者の一方、又は双方が相手方に対して信義則上負う義務として一般的に求められるもの」をいうとされています。

また、電通事件（最判平成12年３月24日民集54巻３号1155頁）は、「使用者は、その雇用する労働者に従事させる業務を定めてこれを管理するに際し、業務の遂行に伴う疲労や心理的負荷などが過度に蓄積して労働者の心身の健康を損なうことがないよう注意する義務を負うと解するのが相当であり、使用者に代わって労働者に対し業務上の指揮監督を行う権限を有する者は、使用者の右注意義務の内容に従ってその権限を行使すべきである」として使用者・被用者間における安全配慮義務の内容について具体的に判示しました。

その後、労働契約法が平成19年12月５日に公布、平成20年３月１日に施行され、第５条に安全配慮義務が明文化されるに及びました。契約の解釈論を超えて、安全配慮義務が実定法上に明文化されたことにより、今後、企業側の訴訟リスクが増大したといえます。

2. 安全配慮義務の類型

安全配慮義務は、一般的に、事故・災害型と職業性疾病型の２つの類型に分かれると理解されています。

事故・災害型には、①労働に関連する物的環境を整備する義務、②労働者の人的配備を適切に行う義務、③労働者の安全教育・適切な業務指示を行う義務、④履行補助者によって適切な整備・運転・操縦等をさせる義務、⑤安全衛生法令を遵守する義務の５つが挙げられます。

職業性疾病型には、⑴疾病の防止段階における措置義務、⑵疾病増悪の回避段階における措置義務の２つがあり、メンタルヘルスケアはこの職業性疾病型に該当します。

今日、企業側は、数多くの局面において、安全配慮義務を負っています（下図）。

安全配慮義務の具体的内容は、「労働者の職種、労働内容、労働提供場所等安全配慮義務が問題となる当該具体的状況等によって異なるべきもの」とされています（最判昭和59年４月10日民集38巻６号557頁）。

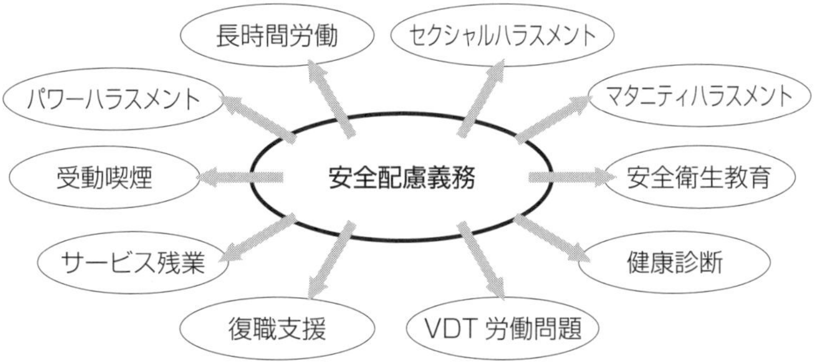

実務上のワンポイント

前述の最高裁の平成12年の判示は、労働契約上の健康配慮義務を説くものとして、労働者の過労自殺を巡るその後の裁判実務において広く採用されています。昨今、事業者の安全配慮義務違反に基づく労災請求や訴訟は増加傾向にあります（会社だけでなく役員個人が責任を追及される（会社法429）場合もあります）。したがって、企業側のメンタルヘルス対策がより一層重要であり、事業者は、事前予防策としてストレスチェック制度を最大限活用することが望まれます。

Q9　従業員がうつ病等に罹患した場合、ストレスチェックを実施していた場合と実施していなかった場合で、会社が負う法的責任にどのような差異があるでしょうか。

A　ストレスチェック制度を実施しなければ、事業者が損害賠償等の法的責任を負うリスクが高くなるといえます。

【解説】

1. ストレスチェックの不実施と安全配慮義務の関係

事業者は、労働契約上、労働者に対し安全配慮義務を負っています（労契法5、Q8参照）。事業者において安全配慮義務違反があり、その結果、労働者に損害が生じた場合には、事業者は、労働者に対し、損害賠償等の法的責任を負います。

常時50人以上の労働者を使用する事業者においては、ストレスチェック制度の実施が法的義務として規定されているため（労安法66の10Ⅰ、労安法附則4、労安法13Ⅰ、労安令5）、ストレスチェックを実施しなかった場合、そのことが安全配慮義務違反を構成しえます。そのため、ストレスチェック制度を実施する義務があるにもかかわらずこれを怠り、労働者が精神疾患等に罹患した場合には、事業者につき損害賠償責任が発生する可能性が高まることになります。

2. 精神疾患の発症との因果関係

もっとも、ストレスチェック制度の不実施によって、事業者において常に損害賠償責任が発生するわけではありません。

ストレスチェック制度の不実施と精神疾患の発症との間に因果関係が存せず、かつ、当該精神疾患が業務に起因するものでない場合には、事業者の損害賠償責任は認められません。

すなわち、労働者の精神疾患が業務とは全く関係のない私生活上の事由に起因しており、かつ、ストレスチェックを適切に実施していたとしてもその発症を防げなかったであろうと認められる場合には、事業者は損害賠償責任を負わないことになります。

3. ストレスチェックを実施することの有効性

ストレスチェック制度の目的があくまで労働者におけるメンタルヘルス不調の一次予防にとどまるといえども、ストレスチェックや面接指導を実施しなかったばかりに労働者がうつ病等の精神疾患を発症してしまう（ストレスチェックを適切に実施してさえいればその発症を防げた）といった事態も十分想定されるところです。

そのため、事業者は、ストレスチェックを実施しないことによって損害賠償責任に問われるリスクが相当程度高まることにつき留意する必要があります。

実務上のワンポイント

ストレスチェックの実施は、それ自体が法的義務であるとともに、事業者が損害賠償等の法的責任を負うリスクの軽減にもつながります。

ストレスチェックの実施を安全配慮義務の履行の一環として捉え、コンプライアンス徹底のツールとして活用すべきでしょう。

Q 10 当社には、その挙動から、メンタルヘルス不調が疑われる労働者が１名おります。年度初めに実施したストレスチェックでは低得点だったことから、特段の対応をする必要はないと考えていますが、このような判断に問題はあるでしょうか。

また、この労働者が無断欠勤を続けたような場合、諭旨解雇の懲戒処分を下すことはできるでしょうか。

A ストレスチェックの結果が低得点であったとしても、メンタルヘルスにおける不調が疑われる労働者に対しては、産業医との面談を勧める等の配慮が望まれます。

また、当該労働者に対して特段の措置をとらないまま下した懲戒処分は、後から無効とされる場合があります。

【解説】

1. ストレスチェックと安全配慮義務の関係

ストレスチェック制度は、労働者がメンタルヘルス不調に陥ることを未然に防ぐという、一次予防を目的としており、面接指導の実施も、あくまで労働者の自由意思に基づく申出に委ねられています。

もっとも、このことは、事業者が、ストレスチェック結果において低得点であった労働者に対し、又はストレスチェック結果の提供を受けていない労働者に対し特段の措置を講じる必要がないことを意味するものではありません。事業者は、その挙動からメンタルヘルス不調や精神疾患の発症が疑われる労働者に対しては、ストレスチェックの結果に関わらず、産業医との面談を勧める等の措置を講じるべきであり、これを怠ることは、安全配慮義務違反と評される場合があります。

2. メンタルヘルス不調による無断欠勤と懲戒処分

メンタルヘルス不調が疑われる労働者が無断欠勤を続けた場合の懲戒処分の可否については、近時、注目すべき最高裁判決（日本ヒューレット・パッカード事件：最判平成24年4月27日労判1055号５頁）が下されています。

日本ヒューレット・パッカード事件：最判平成24年4月27日労判1055号５頁

『…精神的な不調のために欠勤を続けていると認められる労働者に対しては、精神的な不調が解消されない限り引き続き出勤しないことが予想されるところであるから、使用者である上告人としては、…（中略）…精神科医による健康診断を実施するなどした上で、…（中略）…その診断結果等に応じて、必要な場合は治療を勧めた上で休職等の処分を検討し、その後の経過を見るなどの対応を採るべきであり、このような対応を採ることなく、…（中略）…諭旨退職の懲戒処分の措置を執ることは、精神的な不調を抱える労働者に対する使用者の対応としては適切なものとはいい難い。』

この判決は、メンタルヘルス不調が疑われる労働者に自律による改善を求めることは難しく、就業規則上の形式的手続に則っているとはいえ安易に懲戒処分を下してはならない、という考えに基づくものであり、最高裁は、結論において、事業者において特段の対応措置を講じることなく下された諭旨退職の懲戒処分を無効であると判示しています。

事業者は、ストレスチェック結果以外の要素からメンタルヘルス不調が疑われる労働者が無断欠勤を続けた場合には、当該労働者のストレスチェック結果に関わらず、懲戒処分にあたって慎重を期する必要があります。

実務上のワンポイント

メンタルヘルス不調が疑われる労働者に対し不適切な措置を講じることは、当該事業場における労働力の減退をもたらすだけでなく、違法・無効な懲戒処分を下したとして、企業のレピュテーション・リスクを高めます。事業者は、ストレスチェック制度があくまで労働者のメンタルヘルス対策ツールの一部であり、ストレスチェック結果に安易に全面依拠してはならないことにつき留意する必要があります。

第1章

ストレスチェック制度の導入方法

1 方針の表明

Q 11 ストレスチェック制度の導入にあたっての「方針の表明」とは、誰が、何を、どのような方法で表明すればよいのでしょうか。

A 「方針の表明」は、事業者がストレスチェック制度の実施にあたり、その趣旨や手順、実施方法や留意点等を、事業場内において労働者に周知させる方法で表明します。

【解説】

1. 導入方針の決定

ストレスチェック制度は、労働者自身のストレス状況を把握し、高ストレス者への支援や職場の環境整備を通じてメンタルヘルス不調を未然に防止するという、一次予防を主眼として労働者の心の健康づくりを目的とするものです。したがって、事業者においては、本制度を効果的なものにするために、労働者にストレスチェックの受検を促し、より多くの労働者にストレスチェックを受検させることが重要になります。

そのため、ストレスチェック制度の導入に先立って、これを円滑に実施する体制の整備及び個人情報保護等をも含めた対応について、労働者へ十分な説明をすることが必要になります。

そこで、事業者は、ストレスチェック導入についての方針（導入方針）を決定し、表明する必要があります（指針４）。事業者の導入方針の表明に続いて、衛生委員会等の審議や体制の整備、個人情報保護などの対応が検討されることになります。

導入方針の内容としては、ストレスチェック実施の計画としての、実施方針・目的や実施体制、実施方法、個人情報の取扱い及び不利益取扱いへの配慮等についての基本方針を策定する必要があります。後掲の例を参考

事業場における心の健康づくり計画及びストレスチェック実施計画（例）

1. 心の健康づくり活動方針

(1)位置づけ

本計画は、当社規則「安全衛生管理規則」に基づき、厚生労働省「労働者の心の健康の保持増進のための指針」等に従って、当社の心の健康づくり活動ならびに労働者の心理的な負担の程度を把握するための検査（以下、ストレスチェック）の具体的推進方法を定め、もって従業員の心の健康づくり及び活気のある職場づくりに取り組むためのものである。

(2)心の健康づくりの目標

従業員の心の健康は、従業員とその家族の幸福な生活のために、また事業場の生産性及び活気のある職場づくりのために重要な課題であることを認識し、メンタルヘルス不調への対応だけでなく、職場でのコミュニケーションの活性化などを含めた広い意味での心の健康づくりに取り組む。

具体的には以下の目標を平成○○年までの○年間に達成する。

①管理監督者を含む従業員全員が心の健康問題について理解し、心の健康づくりにおけるそれぞれの役割を果たせるようになる。
②円滑なコミュニケーションの推進により活気ある職場づくりを行う。
③管理監督者を含む従業員全員の心の健康問題を発生させない。

(3)推進体制

従業員、管理監督者、事業場内産業保健スタッフ（産業医、事業場内メンタルヘルス推進担当者等）、人事労務部門、外部機関がそれぞれの役割を果たす。

(4)推進事項

以下のとおり実施する。

ア　相談体制

管理監督者を含む従業員が相談しやすい相談窓口の設置など、心の健康に関する相談体制の充実を図る。

イ　教育・研修及び情報提供

従業員、管理監督者、事業場内産業保健スタッフ及び人事労務部門がそれぞれの役割を理解し、状況に応じて適切な活動を推進できるように情報提供及び教育・研修の計画的な実施を図る。

ウ　ストレス対策

従業員がストレスに気づいて対処できるように、また、職場環境等におけるストレスを減らすように、ストレスチェックをはじめ各種のストレス対策・職場環境改善対策を実施する。

エ　マニュアル等

心の健康づくりの体制整備やストレスチェックの実施等の進め方を示す文書・マニュアル等を作成し、全社に周知・徹底する。

オ　プライバシーへの配慮

従業員が安心して活動に取り組めるよう、個人情報の秘密保持に十分配慮する。

出典：『労働安全衛生法に基づくストレスチェック制度実施マニュアル』（15頁）より抜粋

にしてください。なお、これらはあくまで参考であり、事業場の事情に即応した内容であることが望まれます。

2. 導入方針の表明

導入方針を労働者に十分に周知させるための方法としては、朝礼での告知やイントラネットへの掲載、メールでの送付等の方法が考えられます。また、例えば、事業者が定期的に安全衛生計画を発表する場合や年度毎に新年度に向けての経営陣の経営方針を発表する場合には、これらと同時に導入方針を表明することも効果的といえます。

実務上のワンポイント

事業者は、ストレスチェック制度の実施責任主体として、ストレスチェック制度の実施体制を整備すべきであり、その第一歩として導入方針の表明があります。導入方針は、制度の趣旨や目的を踏まえた上、各事業場の実情に即したものとする必要があり、ストレスチェック制度を円滑に実施するためには、これを労働者に十分に周知させておくことが重要となります。

2 衛生委員会等の調査審議

Q 12 衛生委員会とはどのような機関ですか。
また、衛生委員会はどのような者で構成されるのでしょうか。

A 衛生委員会とは、ストレスチェック制度の運用等の重要事項を審議・決定する必要的機関です。
また、衛生委員会は、事業の実施を統括管理する者、労働者、産業医及び衛生管理者等の委員で構成されます。

【解説】

1. 衛生委員会とは

事業者は、「労働者の健康障害の防止及び健康の保持増進に関する重要事項」を調査審議させ、事業者に対し意見を述べさせるため、衛生委員会を設けなければなりません（労安法18Ⅰ）。

そして、衛生委員会の付議事項として、「労働者の精神的健康の保持増進を図るための対策の樹立に関すること」が挙げられていることから（規則22⑩）、衛生委員会は、ストレスチェックに関する事項を調査、審議しなければなりません。具体的には、ストレスチェック制度の実施方法や実施状況、実施方法の改善、個人情報の取扱い、ストレスチェック結果等による労働者に対する不利益な取扱いの防止等、ストレスチェック制度の中核をなす重要事項を衛生委員会において調査審議しなければなりません（詳細な調査審議事項についてはQ13参照）。

このように、衛生委員会は、ストレスチェック制度における必要的機関であり、制度の実施・運用の行方を左右する重要な機関であるといえます。

事業者は、上記の重要事項等が衛生委員会の調査審議等を経て決定されると、ストレスチェックの実施前に社内規程を定め、ストレスチェックの実施の趣旨及び当該社内規程を労働者に周知します。

また、衛生委員会の議事については、開催の都度その概要を労働者に周知し、重要なものに係る記録を３年間保存しなければなりません（規則23Ⅳ）。

2. 衛生委員会の構成員

上記の趣旨から、衛生委員会は、①総括安全衛生管理者等、②衛生管理者のうちから事業者が指名した者、③産業医のうちから事業者が指名した者、④当該事業場の労働者で衛生に関し経験を有するもののうちから事業者が指名する者等で構成されています（労安法18Ⅱ）。

ストレスチェック制度を円滑に実施するためには、事業者、労働者、産業保健スタッフ等の関係者が制度を正しく理解し、互いに協力・連携しながら、各事業場の環境に適合した取組みを図ることが重要になりますので、衛生委員会では多角的な観点から調査審議事項を議論する必要があります。

また、ストレスチェック制度の効果的な運用のためには、制度に対する労働者の理解が必須となります。したがって、衛生委員会の委員になる労働者を選任する方法として、例えば、事業場における労働者の過半数を代表する者の推薦に基づき事業者が指名する方法等が望まれます。

実務上のワンポイント

衛生委員会は、ストレスチェック制度の実施・運用の行方を左右する重要な機関です。そのメンバーの選任も偏ることなく慎重に行うことが肝要です。

Q13 衛生委員会では、具体的に何を決めなければならないのでしょうか。

A 衛生委員会は､ストレスチェックの実施方法等､ストレスチェック制度を運用する上で重要な事項を審議・決定しなければなりません。

【解説】

1. 衛生委員会の審議・決定事項

衛生委員会は、ストレスチェック制度の具体的な審議・決定事項として、少なくとも次に掲げる事項を調査審議することになります（指針5(2)）。

① ストレスチェック制度の目的に係る周知方法

ストレスチェック制度があくまで労働者におけるメンタルヘルス不調を未然に防止することを一義的な目的としており、メンタルヘルス不調者の発見を目的とはしていない旨を事業場内で周知する方法を、審議・決定する必要があります。

② ストレスチェック制度の実施体制

ストレスチェックの実施者や実施事務従事者の選任等、実施体制を審議・決定する必要があります。

③ ストレスチェック制度の実施方法

- ストレスチェックに使用する調査票及びその媒体
- 調査票に基づく評価方法（高ストレス者の選定基準を含む）
- 実施頻度、実施時期及び対象者
- 面接指導の申出の方法
- 面接指導の実施方法及び実施場所

を審議・決定する必要があります。

④ ストレスチェック結果に基づく集団ごとの集計・分析の方法

- 集団ごとの集計・分析の手法

- 集団ごとの集計・分析の対象とする集団の規模

を審議・決定する必要があります。

⑤　ストレスチェックの受検の有無の情報の取扱い

- 事業者による労働者のストレスチェックの受検の有無の把握方法
- ストレスチェックの受検の勧奨の方法

を審議・決定する必要があります。

⑥　ストレスチェック結果の記録の保存方法

- ストレスチェック結果を保存する実施事務従事者の選任
- ストレスチェック結果の保存場所及び保存期間
- 実施者や実施事務従事者以外の者にストレスチェック結果が閲覧されないためのセキュリティの確保等の情報管理の方法

を審議・決定する必要があります。

⑦　ストレスチェック、面接指導及び集団ごとの集計・分析の結果の利用目的及び利用方法

- ストレスチェック結果の本人への通知方法
- 実施者による面接指導の申出の勧奨方法
- ストレスチェック結果、集団ごとの集計・分析結果及び面接指導結果の共有方法及び共有範囲
- ストレスチェック結果を事業者へ提供するに当たっての本人の同意の取得方法
- 本人の同意を取得した上で実施者から事業者に提供するストレスチェック結果に関する情報の範囲
- 集団ごとの集計・分析結果の活用方法

を審議・決定する必要があります。

⑧　ストレスチェック、面接指導及び集団ごとの集計・分析に関する情報の開示、訂正、追加及び削除の方法

- 情報の開示等の手続き
- 情報の開示等の業務に従事する者による秘密の保持の方法

を審議・決定する必要があります。

⑨　ストレスチェック、面接指導及び集団ごとの集計・分析に関する情報の取扱いに関する苦情の処理方法

苦情の処理窓口を外部機関に設ける場合の取扱いを審議・決定する必要があります。

⑩　労働者がストレスチェックを受けないことを選択できること

労働者にストレスチェックを受検する義務はないが、ストレスチェック制度を効果的なものとするためにも、全ての労働者がストレスチェックを受検することが望ましいという制度の趣旨を事業場内で周知する方法を審議・決定する必要があります。

⑪　労働者に対する不利益な取扱いの防止

ストレスチェック制度に係る労働者に対する不利益な取扱いとして禁止される行為を事業場内で周知する方法を審議・決定する必要があります。

実務上のワンポイント

前記の審議・決定事項は、ストレスチェック制度の実施・運用の根幹をなす事項であるので、十分に議論し、慎重に決定しましょう。

また、事業者としては、調査審議の場である衛生委員会等を活用して、各事業場においてストレスチェック制度が適切に実施されていることを確認、点検し、ストレスチェック制度がより有効に機能するように評価し、次のストレスチェックに向けての改善を行いましょう。

Q 14 衛生委員会等でストレスチェックを審議する際に、産業医によるアドバイスポイントは何ですか。

A 衛生委員会等での審議の際には、事業者は、産業医が実施者になる場合も、ならない場合も、当該企業の産業医としての立場から、ストレスチェックの実施にかかわる全事項（以下の解説欄に記載）を確認してもらうとともにアドバイスを受けるべきです。産業医としても実施後は労働基準監督署への報告書に署名捺印する義務があることから、報告内容に責任を持つ必要があります。

【解説】

1. 実施する前に審議をしておくべきポイント

ストレスチェックは平成27年12月１日以降において初めて事業場で行われる「検査」ですので、事業者側も労働者側も勝手がよくわかっていません。ストレスチェックを円滑にかつ安全に行うためにも衛生委員会等で事前にしっかり審議し、委員全員が適切な理解をしておくことが重要です。会議において事業者は、「産業医が実施者である場合」は実施者の立場からアドバイスをもらい、「産業医が実施者でない場合」は実施者に衛生委員会等に出席してもらい、下記事項のうち必要な項目についてアドバイスや指示をもらう必要があります。なおその際も産業医の同席のもとに議論を進め産業医との連携を保つことが大切です。

㈠ 実施者を誰にするのか（すでに決定の場合は不要）
㈡ ストレスチェックをいつ実施するのか
㈢ どんな質問肢の構成にするのか
㈣ 調査票の配付と回収は「紙媒体」でするのか、PC等の通信機器で行うのか
㈤ ストレスチェックは就業時間中に受検するのか
㈥ 結果の集計や個人への結果送付は、誰が、いつ、どのように行うのか

(キ) 結果の何点以上を高得点者（健康リスクの高い人）と判断するのか
(ク) 高得点者に対して、誰が、どのような、アクションをするのか
(ケ) 高得点者が面接指導を希望する場合には、どこに、どのように申出すればいいのか
(コ) 面接指導は、いつ、誰が、どこで、行うのか
(サ) 面接指導でICT活用は行うのか
(シ) 面接指導の後に就業上の措置が必要と判断された場合は、どのように進行させるのか
(ス) 高得点者で面接指導が必要と判断された該当者のうち、面接指導を希望しない者に対しては、誰が、どのようなアクションをするのか
(セ) 集団ごとの集計・分析は、誰が、いつ、どのように行うのか
(ソ) 集団ごとの集計・分析結果の取扱い時の注意事項は何か
(タ) 集団ごとの集計・分析結果を用いて職場改善にどのように活用するのか
(チ) ストレスチェックの結果の保管は、誰が、どのように行うのか
(ツ) ストレスチェックの趣旨及び運用について、管理職に対して、また労働者に対して、誰が、どのように周知徹底するのか
(テ) ストレスチェックの実施に関する進捗や結果報告は衛生委員会にどのように報告するのか

2. 特に産業医に対して確認しておくべきポイント

ストレスチェックは、ほとんどすべての段階（調査票の配付配信、結果の送付、面接指導の実施、集団ごとの集計・分析と職場改善）において、取り決め運用が適切であれば産業医の関与がなくてもおおよそ運営することができます。しかし最終の一部段階においては、産業医でないとどうしても進行が難しいという部分があります。それは、面接指導後に就業上の措置が必要と判断された者に対する、「就業区分」の判断と「就業上の措置の内容」に関することです。この部分に関して指針は「就業上の措置の決定及び実施」の項で、事業者は労働者の意見を聴き「必要に応じて、当該事業場の産業医等の同席の下に行うことが適当である。事業者は、就業上の措置を実施し、又は当該措置の変更若しくは解除をしようとするに当たっ

ては、当該事業場の産業医等と」連携すること、そして労働者の「ストレス状態の改善が見られた場合には、当該事業場の産業医等の意見を聴いた上で、通常の勤務に戻す等適切な措置を講ずる必要がある。（下線は筆者）」と指示しています。つまり業務と健康との不適合が推定される労働者に対しての措置の実施は産業医が最もその専門的な医師であるため、とくに面接指導の担当医師と産業医とが異なる場合には、面接指導の結果をどのように工夫して産業医に伝えるかについて、産業医と打ち合わせをしておくことが重要なポイントと言えます。

実務上のワンポイント

産業医が実施者にならない場合は、産業医の出席が必須となっている衛生委員会等において、各場面における対応方針について打ち合わせをしておくことが大切です。

第2章

ストレスチェックの実施方法等

1 実施体制

Q15 ストレスチェックの実施にあたって、どのようなコストがかかりますか。そのコストに関して労働者に一部負担させることはできますか。
また、国等による補助はありますか。

A ストレスチェックの実施にあたっては、主に、専門的知識を有する産業医等にその実施を委託するコストがかかります。
それらの費用を労働者に負担させることはできません。また、原則として、国等による補助金の支給はありません。

【解説】

1. ストレスチェックの実施にあたって発生するコスト

ストレスチェックの実施の手順として、まず、事業者は、実施者を選任し、実施内容を定めます。選任された実施者や実施事務従事者は、調査票の配布、回答の回収、各人の回答の分析・評価、面接指導の対象者の決定、各人に対する結果通知を行います。その後、医師による面接指導の実施や、就業上の措置、集団ごとの集計・分析等が行われることが想定されています。

上記一連の手続きに要する費用は、実施者の役割や受検者の人数、調査票の配布や通知等を書面でするかメールによるか等で異なりますが、実施者や事業者のサーバー等のネットワーク体制が整っていれば、封書を用いる場合に比して、ストレスチェックの実施費用は廉価に収まるといえます。外部委託業者については、ストレスチェックにかかる上記事務処理費用は、労働者１人当たり1,000円以下と予想する業者もあるようです。

他方で、面接指導以降の過程においては、相対的に多くの費用（主として、それに携わる医療・健康スタッフの人件費）を要すると考えられます。

面接指導を担当することができるのは医師のみですから、面接指導に要する時間等にしたがい、医師への委託費用も増大します。仮に、面接指導を担当する医師が当該事業場の常勤の産業医であったとしても、面接指導やフォローアップのための通常の勤務時間を超える勤務については、相応の支払いをしなければなりません。健康スタッフの費用も同様です。さらに、労働者が就業上の措置として、労働時間の短縮を選択した場合、それを補う他の労働者への人件費が新たに発生する場合もありえます。

しかしながら、ひとたび労働者がメンタルヘルス不調に陥った場合に予想される費用(当該労働者に支払う人件費のみならず、職場の士気低下に伴う無形の費用、安全配慮義務違反を問われた場合の損害賠償の負担等)からすれば、ストレスチェック制度の実施全体に要する費用も、決して大きくないと考えられます。

2. 労働者にコストを負担させることの可否

法律によりストレスチェック及び面接指導の実施が義務付けられている以上、事業者は、これらに要する費用を負担しなければなりません。したがって、この費用を従業員に負担させることはできません。

なお、ストレスチェックや面接指導の実施に際して拘束された時間に対する賃金の支払いについては、労使間の協議により決定することが求められます。労働者の健康の確保は事業の円滑な運営の不可欠な条件であることを考えると、該当拘束時間に対する賃金を支払うことが望ましいといえます。

3. 国等の補助金

労働者数50人以上の事業場にとっては、ストレスチェック制度の実施が法的な義務ですので、これにかかる費用を国が助成することはありません。

もっとも、ストレスチェック制度の実施が努力義務にとどまる労働者数50人未満の事業場については、複数の事業場がストレスチェックや面接指導を合同で実施した場合の費用を助成する制度が設けられる予定です(Q61参照)。

実務上のワンポイント

ストレスチェックの費用は、事業者の規模や実施方法にもよりますが、事務処理費用自体はそれほど高額にはならないと予想されます。面接指導以降の費用を考慮しても、労働者のメンタルヘルス不調から発生が予想される負担やリスクを上回るものではないと推察されます。個々の労働者の健康のみならず快適な職場を維持形成するためにも、ストレスチェックを実施、活用しましょう。

Q16 ストレスチェックの実施にあたり、事業者が社内規程で定めておくべきことはありますか。

A ストレスチェック実施の義務化にあたり、実施内容、手順が法の定めをすべて充足しているか、齟齬がないかを確認し、以下の基本事項については、就業規則等で社内規程化しておくことになります。

【解説】

事業者は、法令に基づくストレスチェックを実施することを明記し、法の基本方針（労働者の個人情報の保護、ストレスチェックにかかる不利益取扱いの禁止等）に留意の上、下記項目につき具体的手順方法を定め、その基本事項については社内規程化するなどして、実施体制を整備します。

- 実施方針の決め方
- 実施方針の表明方法（労働者への周知徹底を図ること）
- 実施者（産業医を（共同）実施者にするか否か）
- 調査票項目の決め方及び評価方法
- 高ストレス者の判定基準
- 調査票の配布、回収方法
- ストレスチェックの結果の通知方法及び通知すべき内容
- 面接指導対象であることを通知する方法
- 個人情報の事業者への提供に同意する旨の同意書の取得方法
- 面接指導の申出方法
- 面接指導の申出により事業者ストレスチェックの結果を情報提供することに同意したこととなる旨
- 面接指導を行う機関及び時間
- 面接指導にあたり事業者が提供すべきデータの内容と提供方法
- 面接指導を受けた者に対する対応の内容
- 就業上必要な措置の内容

- 面接指導の結果の通知方法及び通知すべき内容
- 面接指導以外の高ストレス者に対して事業者がとりうる対応方法（相談、カウンセリング等）
- 集団ごとの集計・分析の方法（事業場ごととするか、複数の事業場を合わせて行うか。複数の事業場で行うときの基準。集団の中でグループ分けをして集計・分析をするときはグループ分けの基準及びその内容）
- 集団ごとの集計・分析の結果とるべき措置
- 記録の保存方法（ストレスチェックの結果の保存者及び保存方法、期間、面接指導にかかる記録の保存者及び保存方法、保存期間等）
- 社内スタッフを実施事務従事者とする場合、実施事務担当部署
- 秘密保持義務
- 不利益取扱いの禁止（ストレスチェックを受検したこと・しないこと、面接指導を受けたこと・受けないこと、面接指導を経て何らかの対応を受けること・受けないことのいずれについても不利益取扱いをしないこと）

実務上のワンポイント

従前からストレスチェックを実施していた事業場（企業）でも、今後は法令により定められた義務の履行として実施することになるので、実施方針、実施内容、手順が法令や指針の定めを満たしているか、齟齬がないかを確認し、実施方針等の基本事項については、就業規則等で社内規程化しておきましょう。

2 実施方法

ア　実施頻度・時期

Q17　実施頻度や実施時期は自由に決めてよいのでしょうか。また、それらの変更は可能ですか。健康診断や新人研修と一緒にまとめて行えるでしょうか。

A　事業者は、実施頻度や実施時期を自由に決めることができ、それらを変更することができます。
また、一般定期健康診断や新人研修とあわせて、ストレスチェックを実施することもできます。

【解説】

1.　実施頻度や実施時期

実施頻度については、事業者は、１年以内ごとに１回、ストレスチェックを実施しなければなりません（労安法66の10Ⅰ、規則52の９）。また、衛生委員会等での調査審議により労使で合意すれば、１年以内に複数回実施することも可能です。

実施時期については、衛生委員会等の調査審議を経て事業者が決めることができます。

また、事業者は、実施頻度や実施時期を変更することもできます。事業場の実態に即した変更とするために、この場合においても衛生委員会等の調査審議を経ることが望ましいでしょう。

2.　健康診断や新人研修と同時に行うストレスチェック検査

事業者は、一般定期健康診断や新人研修と同時に、ストレスチェックを実施することができます。

事業者は、常時使用する労働者に対し、１年以内ごとに１回、定期健康診断を行わなければならず（労安法66Ⅰ、規則44Ⅰ）、検査項目については同規則に列記されています。また、事業者は、常時使用する労働者の雇入時に健康診断を行わなければならず、検査項目もほぼ同じです（労安法66Ⅰ、規則43）。事業者は、法定項目については、健康診断を実施する義務を負っており、労働者も受診する義務を負うとされていて（労安法66Ⅴ本文「労働者は、前各項の規定により事業者が行なう健康診断を受けなければならない。」）、検査結果についても事業者が取得することにつき、労働者の同意は不要とされています。

これに対して、ストレスチェックについては、労働者に受検義務がなく、その結果は本人のみに通知され、本人の同意なく事業者は取得できません。したがって、健康診断と同時に行うときには、このことに留意しなければなりません。

この留意点については、Q27を参照してください。

実務上のワンポイント

ストレスチェックの実施頻度や実施時期によって、ストレスチェック結果が異なりうるので（例えば、一般的にストレスが高まると考えられる繁忙期に実施すれば、通常より高い数値結果になりえます）、事業場の実態に即した実施頻度や実施時期を決める際には、産業医等の専門家の意見を聴き、衛生委員会等で十分に審議することが望ましいでしょう。

イ　実施者

Q 18　**ストレスチェックの実施者とは誰ですか。**
また、実施事務従事者とは誰ですか。

A　ストレスチェックの実施者は、①医師、②保健師、③一定条件を満たした看護師又は精神保健福祉士が務めます。

また、実施事務従事者とは、実施者のほか、ストレスチェックの実施の事務に携わる者をいいます。

【解説】

1. ストレスチェックの実施者

ストレスチェックの実施者とは、ストレスチェックの実施主体となれる者として労働安全衛生法第66条の10第１項に規定されている「医師、保健師その他の厚生労働省令で定める者」であって、実際にストレスチェックを実施する者をいいます。上記「厚生労働省令に定める者」とは、①医師、②保健師、③検査を行うために必要な知識についての研修であって厚生労働大臣が定めるものを修了した看護師又は精神保健福祉士をいいます（規則52の10Ⅰ）。ただし、③について、ストレスチェック制度が施行される日の前日である平成27年11月30日現在において、労働者の健康管理業務に３年以上従事した経験のある看護師、精神保健福祉士は、当該研修の受講が免除されます（規則附則（平成27年４月15日厚生労働省令第94号）２）。

ストレスチェックの実施者としては、日頃から当該事業場を把握している者が適していることから、事業場で従事している産業医が実施者となることが最も望ましいです。また、産業医として選任されていなくても当該事業場の産業保健活動に携わっている精神科医、心療内科医等の医師、保健師、看護師等、事業場の状況を把握している産業保健スタッフも実施者として推奨されます。

2. ストレスチェックの実施事務従事者

ストレスチェックの評価結果の確認や面接指導の要否の判断等は、産業医等の実施者の必須事務ですが、それ以外のストレスチェック実施の事務は、実施者の指示により、実施事務従事者（産業保健スタッフ、事務職員など）が行います。具体的には、実施事務従事者は、実施者の指示により、記入を終えた調査票の回収、記入・入力確認、データ入力作業、評価基準に基づくストレスの評価結果の出力、集団ごとの分析の実施・結果の出力、ストレスチェック結果の本人への通知、事業者への集団分析結果の提供、面接指導対象者に対する申出の勧奨等を行うことが期待されています。

3. 実施者等の守秘義務等

ストレスチェックの実施者及び実施事務従事者は、ストレスチェックの結果等の労働者の個人情報に接する立場にあることから、守秘義務を課されています（労安法104）。

また、労働者の個人情報を保護し、ストレスチェックにかかる不利益取扱いを防止するため、そもそも「検査を受ける労働者について解雇、昇進又は異動に関して直接の権限を持つ監督的地位にある者は、検査の実施の事務に従事してはならない。」（規則52の10Ⅱ）とされています（Q21参照）。

実務上のワンポイント

ストレスチェック実施に係る作業量は少なくないので、事業者は、その実施の事務が適正かつ円滑に行われるために、実施者のほかに、適正な人数の実施事務従事者を選定する必要があります。

Q 19 産業医はストレスチェック実施にあたり、どのように関わっていけばよいのでしょうか。その他の実施事務従事者はどうでしょうか。

A 産業医は、ストレスチェック制度の実施者となり主体的に関与することが期待されています。

また、その他の実施事務従事者については、ストレスチェック等の実施事務が円滑に行われるように関与することが想定されています。

【解説】

1. 産業医の関与

産業医は、事業場における労働者の健康管理等の職務を行う者であり、事業者は、産業医に対し、労働者の健康障害を防止するための必要な措置を講じる権限を与えなければならないとされています（労安法13Ⅰ、規則15）。このように、産業医は、事業場における労働者の健康管理等の取組みの中心的役割を果たすことが法令上想定されています。

したがって、ストレスチェック制度においても事業場で選任されている産業医が中心的役割を担い、関与することが望ましいことから、産業医が実施者を務め、ストレスチェックの実施（企画及び結果の評価）、面接指導の実施、面接指導の結果に基づき事業者に対する意見陳述等を行うことが期待されています。

また、面接指導を実施した医師が、事業場外の精神科医又は心療内科医等である場合等、当該事業場の産業医等以外の者であるときは、当該事業場の産業医等から面接指導を実施した医師の意見も踏まえた意見を聴くことが望ましいと考えられます。

なお、ストレスチェックの実施を外部機関に業務委託する場合であっても、上記の産業医等の事業場の産業保健スタッフが共同実施者として関与し、委託先の外部機関と密接に連携して、個人のストレスチェックの結果を把握した上、少なくとも、事業者が調査票や高ストレス者選定基準を決めるにあたって意見を述べたり、ストレスチェックの結果に基づく個々人の面接指導の要否を確認したりすることが望まれます。

この点については、Q89、90を参照してください。

2. その他実施事務従事者の関与

実施事務従事者は、ストレスチェックの評価結果の確認や面接指導の要否の判断等、実施者の必須事務を除き、ストレスチェックの実施の事務が円滑に行われるように、関与することが想定されています（Q18参照）。

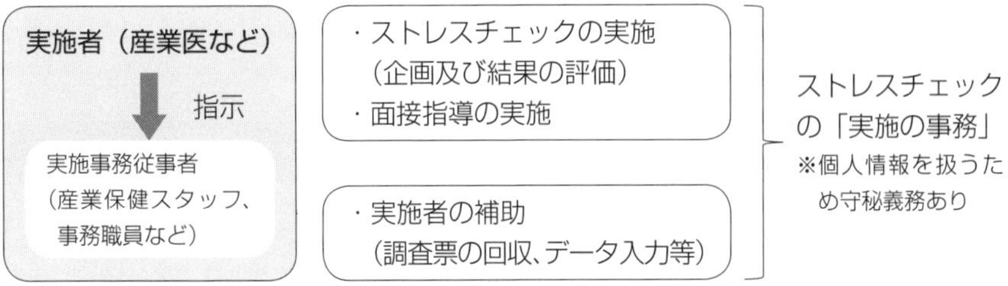

出典：「労働安全衛生法に基づくストレスチェック制度実施マニュアル（22頁）より抜粋

実務上のワンポイント

実施者及び実施事務従事者については、ストレスチェックを単に実施するだけではなく、①労働者のプライバシーに配慮し、安心して受検してもらう環境づくりに努めること、②検査を受ける受検者以外の者にも配慮すること、③安心して面接指導を申し出られる環境づくりに努めること等が求められますので、これらの点にも留意してください。

Q 20 産業医が「実施者になる場合」と「実施者にならない場合」が考えられます。後者の場合に、事業者として何かリスクがあるのであれば教えてください。

A 産業医には、事業場における労働者の健康管理等の取組みにおいて中心的役割を果たすことが法令上想定されていることから、ストレスチェックに関しても産業医が実施者になることが望まれています。しかし、産業医が実施者にならない場合もあることから、事業者としてはその場合に発生するリスクについても検討しておく必要があります。

【解説】

1. 産業医の新職務

ストレスチェック導入の法改正後に、関連する法令も随時改正されています。そのひとつが労働安全衛生規則第14条第１項（右記）で、その第３号には産業医の職務として「法第66条の10第１項に規定する心理的な負担の程度を把握するための検査の実施並びに同条第３項に規定する面接指導の実施及びその結果に基づく労働者の健康を保持するための措置に関すること。」がつけ加わりました。つまり、産業医の職務に、健康診断に関わるのと同じレベルの要求度で、ストレスチェックの実施や面接指導の実施等が要求されているのです。

したがって、法令上は、「産業医がストレスチェックに関わらない」という選択肢はありえません。また労働安全衛生法第13条第１項では、事業者は産業医に対して省令で定める事項を行わせなければならない、となっていますので、事業者は産業医に対してストレスチェックの実施を指示するという構図にもなっていることを理解する必要があります。

2. 産業医は事業場における健康管理の専門的医師

産業医は、労働者を取り囲むさまざまな健康障害因子に対して労働衛生三管理（作業環境管理、作業管理、健康管理）の手法をもって、労働者の健康障害の防止及び健康の保持増進を進める専門的知識を有する医師です。そのため、労働安全衛生規則第15条第２項では、事業者は、産業医に対し、労働者の健康障害を防止するための必要な措置を講じる権限を与えなければならないとされています。

このように産業医は、事業場における労働者の健康管理全般において取組みの中心的役割を果たすことが想定されているのです。

それにもかかわらず、ストレスチェックの実施者にならないとすると、産業医であっても法制度上、ストレスチェックの実施期間中及び期間後においても、ストレスチェック検査結果を入手できないということになりますので、その後の労働者の現状について、タイムリーな判断ができないということになり、健康管理の業務の進行にリスクが出てくる可能性があります。

労働安全衛生規則

（産業医及び産業歯科医の職務等）
第14条　法第13条第１項の厚生労働省令で定める事項は、次の事項で医学に関する専門的知識を必要とするものとする。
一　健康診断の実施及びその結果に基づく労働者の健康を保持するための措置に関すること。
二　法第66条の８第１項に規定する面接指導及び法第66条の九に規定する必要な措置の実施並びにこれらの結果に基づく労働者の健康を保持するための措置に関すること。
三　法第6条の10第１項に規定する心理的な負担の程度を把握するための検査の実施並びに同条第３項に規定する面接指導の実施及びその結果に基づく労働者の健康を保持するための措置に関すること。
四　作業環境の維持管理に関すること。
五　作業の管理に関すること。
六　前各号に掲げるもののほか、労働者の健康管理に関すること。
七　健康教育、健康相談その他労働者の健康の保持増進を図るための措置に関すること。
八　衛生教育に関すること。
九　労働者の健康障害の原因の調査及び再発防止のための措置に関すること。

実務上のワンポイント

事業者は、実施者にならない産業医に対しては「共同実施者」になることを提案して、ストレスチェック結果に対していつでも産業医がアクセスできる立場にしておくことが大切です。

Q21 事業者はストレスチェック実施にあたり、どのように関わっていけばよいのでしょうか。また、ストレスチェック実施に関わってはいけない人はいるのでしょうか。

A 事業者は、ストレスチェック制度の実施責任主体として、積極的に関与していかなければなりません。

人事権を持つ監督的地位にある者は、労働者のストレスチェック結果に係る個人情報を取り扱う事務を行うことはできません。もっとも、人事権を持つ監督的地位にある者でも、当該個人情報を取り扱わない事務であれば、行うことができます。

【解説】

1. 事業者の関与

事業者は、ストレスチェック制度の実施責任主体であり、各事業場においてストレスチェック制度が円滑に運用されるように、積極的に関与していくことが必要になります。具体的には、事業者は、ストレスチェックの費用を負担し、実施前に導入方針の決定・表明を行います。そして、衛生委員会等で実施体制や実施方法、実施計画や評価方法を審議、決定し社内規程を整備し、これらを労働者に周知するなど実施体制を整え、ストレスチェックや面接指導を実施します。その結果により、就業上の措置を決定・実施し、ストレスチェック結果の集団ごとの集計・分析の実施やそれに基づいた職場環境の改善を行うことになります。

また、ストレスチェック制度を適正に実施するためには、ストレスチェックに関する労働者の健康情報の保護が極めて重要です。したがって、事業者がストレスチェックに関する労働者の秘密を不正に入手するようなことがあってはならず、実施中も実施後も、労働者の健康情報の管理・保管が適切に行われなければなりません。そして、事業者は、実施者によるストレスチェック結果の記録の作成及び当該実施者を含む実施事務従事者による当該記録の保存が適切に行われるよう、記録の保存場所の指定、保存期間の設定及びセキュリティの確保等必要な措置を講じなければならないとされています（規則52の11）。

2. 人事権を持つ監督的地位にある者

実施者又は実施事務従事者においては、受検した労働者のストレスチェック結果に係る個人情報を取り扱う又はその可能性があることから、「検査を受ける労働者について解雇、昇進又は異動に関して直接の権限を持つ監督的地位にある者」（人事権を持つ監督的地位にある者）は、実施者又は実施事務従事者になることができません（労安法52の10Ⅱ）。「解雇、昇進又は異動に関して直接の権限を持つ」とは、当該労働者の人事を決定する権限を持つこと又は人事について一定の判断を行う権限を持つことをいい、人事を担当する部署に所属する者であっても、こうした権限を持たない場合は該当しません（マニュアル23頁）。具体的には、社長や専務、人事部長は、該当しますが、人事課の職員やその他の部署の職員は該当しません。

もっとも、上記趣旨に鑑みれば、人事権を持つ監督的地位にある者であっても、労働者のストレスチェック結果に係る個人情報を取り扱わない事務（具体的には、ストレスチェックの実施計画・スケジュール策定・調査票の選定・評価方法の決定、外部に委託する場合の契約内容等の調整等）には関与することは許容されます。

実務上のワンポイント

ストレスチェック制度は、メンタルヘルス不調の未然防止だけでなく、労働者のストレス状況を改善し働きやすい職場を実現することを通じて、生産性の向上にも繋げることができるものです。したがって、事業者としては、事業経営の一環として、積極的に本制度の活用を進めていくことが重要です。

Q22 実施者等が実施したストレスチェックにおいて、調査票の集計ミスや個人結果の計算ミス等過誤があった場合、誰がどのような責任を負いますか。

A ストレスチェックに過誤があった場合には、当該実施者等が不法行為責任を負う可能性はありますが、直ちに法的責任が生じるわけではありません。

【解説】

1. 実施者等の責任

ストレスチェック実施の過程において過誤があった場合には、当該実施者等が当該労働者に対して不法行為責任(民法709)を負う可能性もあります。

例えば、ストレスチェック実施において、調査票の回収・集計やそのデータの入力等の過程でミスがあり、本来高ストレス者に該当する者がそれに該当しないと判断された後、それが起因して当該労働者が精神的疾患を発症したり増悪させたりした場合には、実施者等は当該労働者に対して、不法行為責任(民法709)を負う可能性があります。

もっとも、ストレスチェックは、メンタルヘルス不調に陥ることを未然に防止する、一次予防を目的としており、労働者の精神疾患の探索や治療等を一義的な目的としたものではありません。そのため、実施者等のミスにより、労働者が後日精神疾患を発症したり、すでに発症していた疾患が増悪したりしたとしても、この結果と当該ミスとの間に因果関係が認められにくいと考えられるので、実施者等に直ちに法的責任が生じるわけではありません。

また、ストレスチェック実施後のその他のケースの法的責任につきましては、Q45、Q57、Q58、Q68を参照してください。

2. 事業者の法的責任

実施者が常勤の産業医である場合や、実施事務従事者に事業者の従業員が含まれる場合において、仮に当該実施者又は実施事務従事者につき前記不法行為責任が生じた際には、事業者も、実施者を指揮・監督する者として、使用者責任（民法715）を負う可能性があります。

ストレスチェックの実施を外部機関に委託している場合には、当該委託先機関が実施者を指揮・監督する者として使用者責任（民法715）を負う可能性があります。

この場合において、外部委託をした事業者が責任を負うか否かについては、東京海上火災保険・海上ビル診療所事件（最判平成15年7月18日労判862号92頁）が参考になります。同判決は、健康診断について、「会社は一般的医療水準に照らし相当と認められる程度の健康診断を実施し、あるいはこれを行いうる医療機関に委嘱すれば足り」、このような場合には会社は責任を負わないと述べています。したがって、ストレスチェックにおいても、事業者が一般的水準に照らし相当と認められる程度のストレスチェックを実施し、あるいはこれを行いうる実施者等に委嘱すれば、事業者は過誤の責任を負わないと考えられます。

実務上のワンポイント

ストレスチェック実施過程における過誤の法的責任が直ちに生じないとしても、ストレスチェックが適切に実施されなければ、労働者のメンタルヘルス不調の防止に役立たず、費用ばかりがかさむことになります。過誤のないストレスチェックの実施を心がけましょう。

ウ　対象者

Q 23　ストレスチェックを受検させるべき「労働者」にパートタイム労働者や試用期間中の者、派遣労働者は含まれますか。海外赴任者や出向者の扱いについても教えてください。

なお、学校の教職員や地方公務員もストレスチェックの対象となるのでしょうか。独立行政法人や社会福祉法人、NPO法人の職員等はどうでしょうか。

A　パートタイム労働者や試用期間中の者も、状況によって「労働者」に含まれます。また、派遣労働者は派遣先の「労働者」に含まれませんが、派遣先においても受検することが望ましいです。海外赴任者や出向者は状況によって「労働者」に含まれます。

また、私立公立を問わず学校の職員や地方公務員も、ストレスチェック制度についての対象者となります。独立行政法人や社会福祉法人、NPO法人の職員についても同様に対象となります。

【解説】

1.　ストレスチェックを受検させるべき「労働者」

ストレスチェックの対象者となる「常時使用する労働者」とは、

①　期間の定めのない労働契約により使用される者（(i)期間の定めのある労働契約により使用される者であって、当該契約の契約期間が１年以上である者並びに契約更新により１年以上使用されることが予定されている者や、(ii)１年以上引き続き使用されている者を含む）であること

②　その者の１週間の労働時間数が、当該事業場において、同種の業務に従事する通常の労働者の１週間の所定労働時間数の４分の３以上であること

を満たす者です（通達参照）。

2. パートタイム労働者や試用期間中の者

パートタイム労働者（短時間労働者）や試用期間中の者についても、上記①と②のいずれをも満たす場合に、ストレスチェックの対象者となります。

3. 派遣労働者

ストレスチェックの実施は、労働契約のある事業者において行うことになりますので、派遣労働者に対するストレスチェック及び面接指導については、派遣元事業者が実施することになります。

もっとも、努力義務である集団ごとの集計・分析については、職場単位で実施することが重要であることから、派遣先事業者としては、派遣先事業場における派遣労働者も含めた一定規模の集団ごとにストレスチェック結果を集計・分析するとともに、その結果に基づく措置を実施することが望ましいです。したがって、派遣先事業者においても、派遣労働者のストレスチェックを行うことが望ましいということになります。

この場合、派遣労働者は派遣元及び派遣先の両方でストレスチェックを受けることになるので、派遣労働者に対して趣旨を十分に説明することが重要であり、必要に応じて、派遣元事業者と派遣先事業者が連携して適切に対応することが望まれます（**第6章**参照）。

4. 海外赴任者、出向者

海外赴任者が海外の現地法人に雇用されている場合は、日本の法律が適用されないことから、当該海外赴任者はストレスチェックの対象者になりません。他方、海外赴任者が日本の企業から現地に長期出張している場合には、ストレスチェックの対象者となります。

なお、業務上の都合ややむを得ない理由でストレスチェックを受けることができなかった者に対しては、別途受検の機会を設ける必要があります。これらの者に対しては、例えば、ICT（情報通信技術）でストレスチェックを行う方法が考えられます。

在籍出向者については、出向先事業者と出向労働者との間に労働契約関係が存するかによって、出向先の「労働者」に含まれるかが決まります。労働契約関係の存否は、指揮命令権、賃金の支払い等労働関係の実態を総合的に勘案して判断することになります。ただ、集団分析にあたっては、出向先において、出向者を含めてストレスチェックを実施し、集団分析を行うことが望ましいのは、派遣労働者の場合と同様です。

なお、ストレスチェックの実施時期に休職している労働者については、ストレスチェックを実施しなくても問題ありません。

5. 学校の教職員や地方公務員等

ストレスチェック制度は労働安全衛生法に基づく制度であり、また、私立公立を問わず学校の職員や地方公務員には労働安全衛生法の適用があることからストレスチェック制度の対象者となります。

また、独立行政法人や社会福祉法人、NPO法人の職員も同様となります。

実務上のワンポイント

労働者の心の健康の保持増進の観点から、1の②の要件を満たさない労働者の場合でも、1の①の要件を満たし、1週間の労働時間数が当該事業場において同種の業務に従事する通常の労働者の1週間の所定労働時間数のおおむね2分の1以上である者に対しては、ストレスチェックを実施することが望ましいです。

コラム　気分障害とは？

精神疾患のうち、うつ状態又は躁状態を示す疾患を「気分障害」といい、さらに以下のように分類されます。

- **気分障害**
  - **単極性うつ病**　うつ状態だけが起こるもの
    - **大うつ病**　もっとも頻度の高い典型的なうつ病
    - **気分変調症**　大うつ病と共通した症状が多いが、その程度は軽度
  - **双極性うつ病**　うつ状態と躁状態の両方が起こるもの
    - **双極性Ⅰ型障害**　周期的に躁病と大うつ病を繰り返す
    - **双極性Ⅱ型障害**　軽症で持続期間も短い軽躁病と一時的な大うつ状態を来す
    - **気分循環症**　Ⅱ型より軽い躁状態とうつ状態が交互に現れる

エ　ストレスチェックの受検の勧奨

Q 24
⑴　事業者が対象者にストレスチェックの受検を強制することはできますか。
⑵　ストレスチェック受検者のリストを事業者が実施者から入手することはできますか。

A
⑴　受検の勧奨ができるにとどまり、強制することはできません。
⑵　受検者からの同意なく、入手することが可能です。

【解説】

1.　⑴受検の勧奨

物理的な強制力の行使はもちろん、就業規則で受検を義務付けたり、受検しない労働者に懲戒処分を行うような、受検を強要するようなことも行ってはいけません（Q＆A　5－1）。ストレスチェックに関して、労働者に対して受検を義務付ける規定が置かれていないのは、メンタルヘルス不調で治療中のため受検の負担が大きい等の特別の理由がある労働者にまで受検を強要する必要はないと判断されたことによります（指針3①）。

ただ、全ての労働者がストレスチェックを受検することが、制度の趣旨から望ましくはあります（指針3①）。強制ができない中で労働者に自発的な受検を促すため、事業者は「受検の勧奨」を行うことが考えられます。受検勧奨の妥当な程度はそれぞれの企業の状況によっても異なると考えられ、その方法や頻度などについては、衛生委員会等で調査審議することになります（Q＆A　5－1）。受検勧奨の例としては、電子メールでの記載例がマニュアルにおいて公表されています（次頁）。

また、受検の勧奨については実施者が直接行うことも、実施者から入手したストレスチェック未受検者名簿等を基に事業者が行うことも可能です。

2. ⑵受検者リストの入手

事業者は、ストレスチェック受検者・未受検者のリストについては、実施者から入手することが可能です。この場合、受検・未受検の情報を事業者に提供するにあたって、実施者が労働者の同意を得る必要はないとされています（指針７⑶）。

<具体例・様式例>

【ストレスチェックの受検を実施者から催促する場合の文例；Web 実施版】

○○株式会社△△事業場の皆様

平素より会社の健康・衛生管理施策にご協力いただき、誠にありがとうございます。
保健師の△△です。

※本メールは、**月--日 10 時の時点でストレスチェック未実施の方に送付しております。

実施期間が**月**日（火）17:00 までとなっております。
ご多忙の中、まことに恐縮ではありますが、目的やデータの取扱いについては改めて下に記載致しますので、ぜひ期間内の受検をお願い致します。
実施方法の詳細は、前回ご案内メール； ************（リンク）をご参照ください。

【ストレスチェックの目的】
会社では従来より、心の健康管理の一環として、定期健康診断における問診を始めとし産業医・保健師への相談窓口設置やメンタルヘルス研修等を行っておりますが、今般、従来施策とは別のものとして、セルフケア（一人ひとりが行う自身の健康管理）のさらなる充実化および働きやすい職場環境の形成を目的に、労働安全衛生法に基づき、産業医・保健師を実施者としたストレスチェックを実施しています。
【受検対象者】
上記の目的から、できるだけ多くの社員（できれば対象者全員）に実施していただきますよう、お願い申し上げます。ただし、今回のストレスチェックを受けない場合でも、会社側からの不利益な取扱い等は一切ございません。
【ご回答いただいたデータの取扱い】
ご回答いただいた個人のストレスチェック結果については、ご回答直後からご自身で確認・閲覧・印刷できますので、自己管理にお役立て下さい。
ご回答いただいた個人のストレスチェック結果に基づき、個人の健康管理を目的として産業医・保健師のみが確認し、必要に応じて面接推奨のご連絡を個別に差し上げます。
個人の結果が外部(上司・人事部門等)に漏れることは、一切ありません。
また、職場全体のストレス傾向の把握を目的に、個人が特定できないようストレスチェック結果を加工し、分析および報告書作成に使用します。

出典：「労働安全衛生法に基づくストレスチェック制度実施マニュアル」(45頁)

実務上のワンポイント

受検の強制はできないため、受検率を高めたい場合には「受検の勧奨」を行うことになります。「受検の勧奨」も行き過ぎにならないよう、その程度や方法について配慮する必要がありますが、衛生委員会等のお墨付きの上で行うのがよいでしょう（ストレスチェックの受検の有無の把握方法や、受検の勧奨方法は、衛生委員会等における調査審議事項ともされています（指針５⑵)。実効性の点からはイントラネットやメールでの勧奨が主となると考えられます。

オ　実施内容

Q 25　ストレスチェックに使用される「調査票」とは、どのようなものですか。その「ひな型」はありますか。また、ひな型等について、独自の項目を付け加えたり、項目を削減したりすることは可能ですか。
　なお、自由記述欄を設けてもいいのでしょうか。

A　調査票とは、ストレスチェック実施の際に受検者に記入してもらう質問票のことです。ひな型は、厚生労働省が無償で提供しています。
　また、独自の項目の追加・削除や自由記載欄の設定は、実施者の意見聴取や衛生委員会等の調査審議を経て、各事業者がその判断で決定することができます。

【解説】

1.　調査票

　調査票とは、ストレスチェック実施の際に受検者に記入してもらう質問票のことです。この調査票の質問事項には、①「仕事のストレス要因」に関する項目（職場における労働者の心理的な負担の原因に関する項目）、②「心身のストレス反応」に関する項目（心理的な負担による心身の自覚症状に関する項目）、③「周囲のサポート」に関する項目（職場における他の労働者による当該労働者への支援に関する項目）が含まれていなければなりません（規則52の９Ⅰ）。
　ストレスチェックの調査票は、実施者の提案や助言、衛生委員会等の調査審議を経て、最終的に事業者が決定します。

2. 調査票のひな型及び独自の項目の追加や削除等

調査票のひな型には、厚生労働省が無償で提供している「職業性ストレス簡易調査票（57項目）」（後掲）があり、これを利用することが推奨されています。なお、これをよりシンプルにした「簡略版（23項目）」（後掲）も提供されています。また、すでにストレスチェックを実施している企業の中には、「新職業性ストレス簡易調査票（80項目）」（後掲）を利用している企業もあります。

これらはあくまでひな型であり、法令で規定されたものではありませんので、各事業場において、ひな型の項目を参考にしつつ、実施者の意見聴取や衛生委員会等の審議を経た上で、各事業者の判断により項目の追加や削除をすることができます。

もっとも、各事業場において、独自の項目を選定する場合にも、上記1記載の3領域に関する項目をすべて含まなければなりません。また、項目の選定には一定の科学的な根拠が求められます。なお、調査票の質問事項として不適切な項目については、**Q26**を参照してください。

また、自由記述欄についても、実施者の意見聴取や衛生委員会等で審議の上、各事業場の判断で設けることができます。なお、当該自由記述欄の内容についても、ストレスチェックの結果と同様に、後述のように労働者の同意なく事業者に提供することはできないことに留意する必要があります。

職業性ストレス簡易調査票（57項目）

A　あなたの仕事についてうかがいます。最もあてはまるものに○を付けてください。

【回答肢（４段階）】そうだ／まあそうだ／ややちがう／ちがう

1. 非常にたくさんの仕事をしなければならない
2. 時間内に仕事が処理しきれない
3. 一生懸命働かなければならない
4. かなり注意を集中する必要がある-
5. 高度の知識や技術が必要なむずかしい仕事だ
6. 勤務時間中はいつも仕事のことを考えていなければならない
7. からだを大変よく使う仕事だ
8. 自分のペースで仕事ができる

9. 自分で仕事の順番・やり方を決めることができる
10. 職場の仕事の方針に自分の意見を反映できる
11. 自分の技能や知識を仕事で使うことが少ない
12. 私の部署内で意見のくい違いがある
13. 私の部署と他の部署とはうまが合わない
14. 私の職場の雰囲気は友好的である
15. 私の職場の作業環境（騒音、照明、温度、換気など）はよくない
16. 仕事の内容は自分にあっている
17. 働きがいのある仕事だ

B　最近1か月間のあなたの状態についてうかがいます。最もあてはまるものに○を付けてください。

【回答肢（4段階)】ほとんどなかった／ときどきあった／しばしばあった／ほとんどいつもあった

1. 活気がわいてくる
2. 元気がいっぱいだ
3. 生き生きする
4. 怒りを感じる
5. 内心腹立たしい
6. イライラしている
7. ひどく疲れた
8. へとへとだ
9. だるい
10. 気がはりつめている
11. 不安だ
12. 落着かない
13. ゆううつだ
14. 何をするのも面倒だ
15. 物事に集中できない
16. 気分が晴れない
17. 仕事が手につかない
18. 悲しいと感じる
19. めまいがする
20. 体のふしぶしが痛む
21. 頭が重かったり頭痛がする
22. 首筋や肩がこる
23. 腰が痛い

24. 目が疲れる
25. 動悸や息切れがする
26. 胃腸の具合が悪い
27. 食欲がない
28. 便秘や下痢をする
29. よく眠れない

C　あなたの周りの方々についてうかがいます。最もあてはまるものに○を付けてください。

【回答肢（4段階）】非常に／かなり／多少／全くない

次の人たちはどのくらい気軽に話ができますか？

1. 上司
2. 職場の同僚
3. 配偶者、家族、友人等

あなたが困った時、次の人たちはどのくらい頼りになりますか？

4. 上司
5. 職場の同僚
6. 配偶者、家族、友人等

あなたの個人的な問題を相談したら、次の人たちはどのくらいきいてくれますか？

7. 上司
8. 職場の同僚
9. 配偶者、家族、友人等

D　満足度について

【回答肢（4段階）】満足／まあ満足／やや不満足／不満足

1. 仕事に満足だ
2. 家庭生活に満足だ

職業性ストレス簡易調査票の簡略版（23項目）

A　あなたの仕事についてうかがいます。最もあてはまるものに○を付けてください。

【回答肢（4段階）】そうだ／まあそうだ／ややちがう／ちがう

1. 非常にたくさんの仕事をしなければならない
2. 時間内に仕事が処理しきれない
3. 一生懸命働かなければならない
4. 自分のペースで仕事ができる
5. 自分で仕事の順番・やり方を決めることができる
6. 職場の仕事の方針に自分の意見を反映できる

B　最近1ヶ月間のあなたの状態についてうかがいます。最もあてはまるものに○を付けてください。

【回答肢（4段階）】ほとんどなかった／ときどきあった／しばしばあった／ほとんどいつもあった

7. ひどく疲れた
8. へとへとだ
9. だるい
10. 気がはりつめている
11. 不安だ
12. 落着かない
13. ゆううつだ
14. 何をするのも面倒だ
16. 気分が晴れない
27. 食欲がない
29. よく眠れない

C　あなたの周りの方々についてうかがいます。最もあてはまるものに○を付けてください。

【回答肢（4段階）】非常に／かなり／多少／全くない

次の人たちはどのくらい気軽に話ができますか？

1. 上司
2. 職場の同僚

あなたが困った時、次の人たちはどのくらい頼りになりますか？

4. 上司
5. 職場の同僚

あなたの個人的な問題を相談したら、次の人たちはどのくらいきいてくれますか？

7. 上司
8. 職場の同僚

職業性ストレス簡易調査票の簡略版（80項目）

A　あなたの仕事についてうかがいます。最もあてはまるものに○をつけてください。

【回答肢（4段階）】そうだ／まあそうだ／ややちがう／ちがう

1. 非常にたくさんの仕事をしなければならない
2. 時間内に仕事が処理しきれない
3. 一生懸命働かなければならない
4. かなり注意を集中する必要がある
5. 高度の知識や技術が必要なむずかしい仕事だ6. 勤務時間中はいつも仕事の

ことを考えていなければならない
7. からだを大変よく使う仕事だ
8. 自分のペースで仕事ができる
9. 自分で仕事の順番・やり方を決めることができる
10. 職場の仕事の方針に自分の意見を反映できる
11. 自分の技能や知識を仕事で使うことが少ない
12. 私の部署内で意見のくい違いがある
13. 私の部署と他の部署とはうまが合わない
14. 私の職場の雰囲気は友好的である
15. 私の職場の作業環境（騒音、照明、温度、換気など）はよくない
16. 仕事の内容は自分にあっている
17. 働きがいのある仕事だ

B　最近1か月間のあなたの状態についてうかがいます。最もあてはまるものに○を付けてください。

【回答肢（4段階)】ほとんどなかった／ときどきあった／しばしばあった／ほとんどいつもあった

18. 活気がわいてくる
19. 元気がいっぱいだ
20. 生き生きする
21. 怒りを感じる
22. 内心腹立たしい
23. イライラしている
24. ひどく疲れた
25. へとへとだ
26. だるい
27. 気がはりつめている
28. 不安だ
29. 落着かない
30. ゆううつだ
31. 何をするのも面倒だ
32. 物事に集中できない
33. 気分が晴れない
34. 仕事が手につかない
35. 悲しいと感じる
36. めまいがする
37. 体のふしぶしが痛む

38. 頭が重かったり頭痛がする
39. 首筋や肩がこる
40. 腰が痛い
41. 目が疲れる
42. 動悸や息切れがする
43. 胃腸の具合が悪い
44. 食欲がない
45. 便秘や下痢をする
46. よく眠れない

C　あなたの周りの方々についてうかがいます。最も当てはまるものに○を付けてください。

【回答肢（4段階）】非常に／かなり／多少／全くない

次の人たちはどのくらい気軽に話ができますか？

47. 上司
48. 職場の同僚
49. 配偶者、家族、友人等

あなたが困った時、次の人たちはどのくらい頼りになりますか？

50. 上司
51. 職場の同僚
52. 配偶者、家族、友人等

あなたの個人的な問題を相談したら、次の人たちはどのくらいきいてくれますか？

53. 上司
54. 職場の同僚
55. 配偶者、家族、友人等

D　満足度についてうかがいます。最もあてはまるものに○を付けてください。

【回答肢（4段階）】満足／まあ満足／やや不満足／不満足

56. 仕事に満足だ
57. 家庭生活に満足だ

E　あなた自身のお仕事について、もう少し詳しくうかがいます。最もあてはまるものに○をつけてください。

【回答肢（4段階）】そうだ／まあそうだ／ややちがう／ちがう

58. 感情面で負担になる仕事だ
59. 複数の人からお互いに矛盾したことを要求される
60. 自分の職務や責任が何であるか分かっている
61. 仕事で自分の長所をのばす機会がある

F　あなたが働いている職場についてうかがいます。最もあてはまるものに○をつけてください。

【回答肢（４段階)】そうだ／まあそうだ／ややちがう／ちがう

62. 自分の仕事に見合う給料やボーナスをもらっている
63. 私は上司からふさわしい評価を受けている
64. 職を失う恐れがある
65. 上司は、部下が能力を伸ばす機会を持てるように、取り計らってくれる
66. 上司は誠実な態度で対応してくれる
67. 努力して仕事をすれば、ほめてもらえる
68. 失敗しても挽回(ばんかい)するチャンスがある職場だ

G　あなたの働いている会社や組織についてうかがいます。最もあてはまるものに○をつけてください。

【回答肢（４段階)】そうだ／まあそうだ／ややちがう／ちがう69. 経営層からの情報は信頼できる

70. 職場や仕事で変化があるときには、従業員の意見が聞かれている
71. 一人ひとりの価値観を大事にしてくれる職場だ
72. 人事評価の結果について十分な説明がなされている
73. 職場では、（正規、非正規、アルバイトなど）いろいろな立場の人が職場の一員として尊重されている
74. 意欲を引き出したり、キャリアに役立つ教育が行われている
75. 仕事のことを考えているため自分の生活を充実させられない
76. 仕事でエネルギーをもらうことで、自分の生活がさらに充実している

H　あなたのお仕事の状況や成果についてうかがいます。最もあてはまるものに○をつけてください。

【回答肢（４段階)】そうだ／まあそうだ／ややちがう／ちがう

77. 職場で自分がいじめにあっている（セクハラ、パワハラを含む）
78. 私たちの職場では、お互いに理解し認め合っている
79. 仕事をしていると、活力がみなぎるように感じる
80. 自分の仕事に誇りを感じる

実務上のワンポイント

調査票の質問事項は、ストレスチェック制度の中で重要な位置を占めるので、各事業場の実情に応じて、産業医等の実施者の意見を十分に聴き、衛生委員会等で審議を経て、作成されなければなりません。また、必要に応じて、調査票への記入・入力に加えて、補足的に実施者との面談を行う選択肢もあります。

Q26 調査票の項目として不適切な内容には、どのようなものがあるでしょうか。

A 調査票の項目として不適切なものとして、「性格検査」「希死念慮」「うつ病検査」等に関する質問事項があります。

【解説】

ストレスチェック制度は、労働者のメンタルヘルス不調を未然に防止する一次予防を目的とされており、「性格検査」や「適性検査」を目的とするものではありません。したがって、労働安全衛生法に基づくストレスチェックと銘打って、「性格検査」や「適性検査」そのものを実施することは不適当です。そのため、ストレスチェックの際に用いる調査票に、「性格検査」に関する質問事項を含めることは適当ではありません。

また、ストレスチェックは、うつ病等の精神疾患のスクリーニングを目的とするものでもありません。したがって、調査票に「希死念慮」や「自傷行為」等「うつ病検査」に関する項目を含めることも不適当です。

「希死念慮」や「自傷行為」に関する項目は、背景事情等も含めて評価する必要性が高く、かつ、このような項目から自殺のリスクを把握した際には早急な対応が必要となることから、とりわけ事業者における対応の体制が不十分な場合には、検査項目に含めるべきではないといえるでしょう。

なお、事業者独自の項目を設定する場合には、上記の点に留意して項目を選定する必要があります。

【 不適切な質問例 】

①「性格検査」や「適性検査」に関する質問事項
・社交的ですか？
・自分や周りの感情に敏感ですか？
・競争には負けたくないですか？
・嘘をついたことはないですか？
・物事を深く考える傾向がありますか？
②「希死念慮」に関する質問事項
・絶望的な気持ちが強いですか？
・生きる価値がないと感じますか？
・生きるのが重荷ですか？
・自殺したいと思いますか？

実務上のワンポイント

調査票の項目の作成にあたっては、上記のような不適切な内容が含まれていないか等のチェックが必要であり、専門知識が不可欠になりますので、産業医等の専門家と十分に意見交換しながら、作成してください。

コラム　うつ病の高い再発率

うつ病は、寛解しその後の治療を継続することで回復しても、再発のリスクは残ります。うつ病の再発のリスクは初回のうつ病相を経験した患者で50%、２回目の患者で75%、３回目の患者で90%以上に上るともいわれています（大森哲郎編著『よくわかる精神科治療薬の考え方、使い方』(2011年、中外医学社) 71頁)。再発を防ぐためには、薬の持続的使用とともに、再発のサインに気付いたら直ちに医師に相談することが大切です。

Q27 健康診断と一緒にまとめて行う場合、ストレスチェックの調査票と健康診断の問診（票）それぞれにつき、内容や取扱いについて注意すべきことはありますか。

A 健康診断の問診をもって、ストレスチェックに替えることはできません。また、健康診断の問診の中で法に基づくストレスチェックをそのまま実施することはできません。

また、受検者がストレスチェックの調査票と一般定期健康診断等の問診票の取扱いの違いを認識できるよう配慮を施す必要があります。

【解説】

1. 健康診断と一緒にまとめて行う場合に関する、調査票と健康診断の問診票の内容に関する注意点等

一般健康診断において、自他覚症状の有無の検査（いわゆる医師による「問診」）を行うことは、原則として、従来と変わらず可能です。問診は、労働者の身体症状のみならず、精神面の症状も同時に診ることにより、総合的に心身の健康の状況を判断するものであり、問診に含める検査項目も、事業場における労働者の健康管理を目的とするものであれば、原則として制限されません。

ただし、このような問診を行ったことをもって、ストレスチェックに替えることはできませんし、ストレスチェックは健康診断と異なり、労働者に受検義務が存しないことから、健康診断の問診の中で法に基づくストレスチェックをそのまま実施することもできません。健康診断の問診において、Q25で述べた、「仕事のストレス要因」「心身のストレス反応」及び「周囲のサポート」の３領域にまたがる項目について点数化し、数値評価する方法でストレスの程度を把握することは、仮に「職業性ストレス簡易調査票」とは異なる項目を使用したとしても、法に基づくストレスチェックに

該当するものを健康診断として実施することとなるため、不適当です。

他方で、例えば「イライラ感」、「不安感」、「疲労感」、「抑うつ感」、「睡眠不足」、「食欲不振」などについて数値評価せずに、問診票を用いて「はい・いいえ」といった回答方法で該当の有無を把握し、必要に応じて聞き取りをするような方法は、法に基づくストレスチェックには該当せず、問診として実施できると考えられます。

また、特殊健康診断の検査項目の一部には、精神面の自覚症状について含まれているものがありますが（例えば、易疲労感、倦怠感、睡眠障害、焦燥感）、これはストレスの程度を把握するためのものではなく、有害物質による症状を把握するためのものですので、ストレスチェックとは全く異なるものであり、その検査結果は従来どおり事業者に通知し、必要に応じて事後措置等を行う必要があります（マニュアル34頁）。

2. 健康診断と一緒にまとめて行う場合に関する、調査票と健康診断の問診票の取扱いに関する注意点等

労働者はストレスチェックを受ける義務を負いません。そのため、受検者がストレスチェックの調査票と一般定期健康診断等の問診票のそれぞれの目的や取扱いの違いを認識できるよう、事業者において配慮を施す必要があります。

実務上のワンポイント

調査票と健康診断を区別させる問診票を区別させる具体的な方法としては、ストレスチェックの調査票と一般定期健康診断の問診票を別紙に分ける方法や、ICTを用いる場合は一連の設問であってもストレスチェックに係る部分と一般定期健康診断に係る部分の区別を明らかにする方法等があります。

カ　ストレスチェック結果の評価方法及び高ストレス者の選定方法・基準

Q 28

⑴　高ストレス者の選定方法や基準は、どのように決められていますか。

⑵　過度に厳しくしたり緩くしたりすることは、認められますか。その場合、事業者にはどのような責任が生じる可能性がありますか。

A

⑴　次の①又は②のいずれかの要件を満たす者を高ストレス者として選定します。具体的な基準は、実施者の意見及び衛生委員会等での調査審議を踏まえて、事業者が決定します。

①　調査票のうち「心理的な負担による心身の自覚症状に関する項目」の評価点数の合計が高い者

②　調査票のうち「心理的な負担による心身の自覚症状に関する項目」の評価点数の合計が一定以上の者であって、かつ、「職場における当該労働者の心理的な負担の原因に関する項目」及び「職場における他の労働者による当該労働者への支援に関する項目」の評価点数の合計が著しく高い者

⑵　厳しくすることも、緩くすることも認められます。しかし、過度に厳しくした場合、事業者の安全配慮義務違反の一要素として不利益に判断される可能性もあります。

【解説】

1.　⑴高ストレス者の選定方法・基準

ストレスチェック結果の評価方法や基準は、実施者の提案・助言、衛生委員会等における調査審議を経て、事業者が決定すると定められています（マニュアル35頁）。当該基準は上記A⑴の①、②の者を捕捉できる必要が

あります。②は、自覚症状としてはまだそれほど顕著な症状は現れていないものの、メンタルヘルス不調のリスクがある者を見逃さないようにする趣旨で高ストレス者とされています（マニュアル36頁）。

評価基準としては、Ⓐ調査票の各質問項目への回答の点数を、単純に合計して得られる評価点を基準に用いる方法と、Ⓑ調査票の各質問項目への回答の点数を、素点換算表により尺度ごとの５段階評価に換算し、その評価点の合計点（または平均点）を基準に用いる方法があります（マニュアル40頁）。そして、選んだ基準に従って算定した点数に基づき、一定の点数以上の者を①、②の高ストレス者と認定します。

2. ⑵基準の選定と事業者責任の関係

基準を厳しくすることや、緩くすることは、具体的には上記「一定の点数」を増減させることにより達成可能です。そのこと自体、指針やマニュアルによって禁止されているものではありません。

しかし、基準を過度に厳しくすることによって、捕捉すべき高ストレス者が見逃され、ストレスチェックが十分になされないとの評価を受け、事業者が安全配慮義務違反に問われる可能性はあります。すなわち、基準を厳しくすると、それだけ高ストレス者と認定される人数をおさえることはできますが、実は「高ストレス者」として捕捉すべきであった従業員が見逃され、対応措置がとられないまま、後日になってメンタルヘルス不調を発症したり発症していたことが判明した場合、事業者のストレスチェック体制が不十分と判断される可能性があるということです。

例えば上記基準Ⓐにおいて、「心身のストレス反応」の合計点数が77点以上の者が、Aの⑴①にいう高ストレスに該当するとの例示がマニュアルでなされていますが、このカットオフ基準は、概ね全体の10％程度を対象とするよう設定されたものです（マニュアル40頁）。この10％は、実施者に対して５％程度をハイリスク者として設定したことに由来しますので(それを保守的に２倍にして10％という数字を導いた経緯がある)、基準を厳しく適用するとしても、実施者の５％程度を高ストレス者とできるように調整しておくのが、メンタルヘルスの実効性の観点からは望ましいと考えられます。

また一方、基準を緩く適用して高ストレス者として認定される従業員を全体割合として増やすこと自体に特段の問題はありません。ただし、高ストレス者を増やしすぎた結果、真に高ストレス者としてフォローアップすべき者の捕捉が困難になる危険があるほか、その者たちからの面接指導の申出に耐えられるだけの体勢を整えていなければ、高ストレス者への適切な対応を怠ったとして、事業者の責任問題となりえます。

実務上のワンポイント

導入期においては、マニュアルの記載に沿った方式、基準により高ストレス者を選定するようにしたほうが無難です。運用実績がデータとして集積し、厚生労働省の前提よりも、自社のメンタルヘルス不調の発症者が少なかったり多かったりした場合には、それにあわせて基準を緩くあるいは厳しく運用していくように、将来的にカスタマイズしていく方法がよいと考えられます。

コラム　うつ病の前兆への気付き

「憂うつ感」はうつ病の主要な症状ですが、その「憂うつ感」には以下のような特徴がみられます。

- 楽しみや喜びを感じない
- 良いことがあっても気分が晴れない
- 趣味や好きなことが楽しめない

うつ病はこれらの症状が２週間以上継続する状態をいい、早期に自覚できれば発症を未然に防げる可能性もその分高まります。メンタルヘルス疾患は生活習慣病とも類似し、日常生活の中では自覚しにくい面もありますが、食欲や睡眠といった点から着目すると自覚しやすくなるでしょう。

Q 29

⑴　国が標準として示している57項目の質問からなる調査票のひな型において、評価方法や高ストレス者の選定方法・基準はどうなっていますか。

⑵　上記ひな型を採用した場合、各項目の評価点や項目相互のウエイト付け、高ストレス者の選定基準を独自に設定してよいのでしょうか。

A

⑴　評価基準としては、Ⓐ調査票の各質問事項（項目）への回答の点数を、単純合計して得られる評価点を基準に用いる方法と、Ⓑ調査票の各質問項目への回答の点数を、素点換算表により尺度ごとの５段階評価に換算し、その評価点の合計点（または平均点）を基準に用いる方法があります。

　また、評価方法に関しては、点数化した評価結果を数値で示すだけでなく、ストレスの状況をレーダーチャート等の図表でわかりやすく示す方法で実施者に行わせるのが望ましいとされています。

⑵　独自設定は禁止されていません。

【解説】

1.　⑴調査票のひな型における評価方法と高ストレス者選定方法・基準

⑴　Ⓐは、例えば以下のような方法です（マニュアル40頁）。

㋐　「心身のストレス反応」（29項目）の合計点数（ストレスが高いほうを４点、低いほうを１点とする）を算出し、合計点数が77点以上である者を高ストレス者とする。

㋑　「仕事のストレス要因」（17項目）及び「周囲のサポート」（９項目）の合計点数（ストレスが高いほうを４点、低いほうを１点とする）を算出し、合計点数が76点以上であって、かつ「心身のストレス反応」の合計点数が63点以上である者を高ストレス者とする。

Ⓑは、以下のような方法です（マニュアル41頁）。

㋐ 「心身のストレス反応」の６尺度（活気、イライラ感、不安感、抑うつ感、疲労感、身体愁訴）について、素点換算表（マニュアル37頁）により５段階評価（ストレスの高いほうが１点、低いほうが５点）に換算し、６尺度の合計点が12点以下（平均点が2.00点以下）である者を高ストレス者とする。

㋑ 「仕事のストレス要因」の９尺度（仕事の量、仕事の質、身体的負担度等）及び「周囲のサポート」の３尺度（上司からのサポート、同僚からのサポート等）の計12尺度について、素点換算表により５段階評価（ストレスの高いほうが１点、低いほうが５点）に換算し、12尺度の合計点が26点以下（平均点が2.17点以下）であって、かつ、「心身のストレス反応」の６尺度の合計点が17点以下（平均点2.83以下）である者を高ストレス者とする。

なお、「仕事のストレス要因」と「周囲のサポート」については、集団分析を行う際の尺度として利用することが想定されています。

2. (2)項目の独自設定

調査票のひな型を利用した場合でも、各項目の評価点や項目相互のウエイト付け、高ストレス者の選定基準を独自に設置することは禁止されていません。そして、その事業者による当該事項の決定にあたっては、実施者の提案・助言、衛生委員会等における調査審議を経る必要があります（Q13）。ただ、項目の増減や独自の項目設定には、上記の手続きに加えて一定の科学的根拠が必要であるとされており、また、調査票のひな型においても２種類のウエイト付けによる評価方法が示されていることから、それ以外の独自の評価方法やウエイト付けを採用することは実際上難しく、調査票のひな型や評価方法を採用した上で、各社の実情を踏まえて高ストレス者の選定基準を定めたり、面接指導対象者の選定を行うのが無難と思われます。

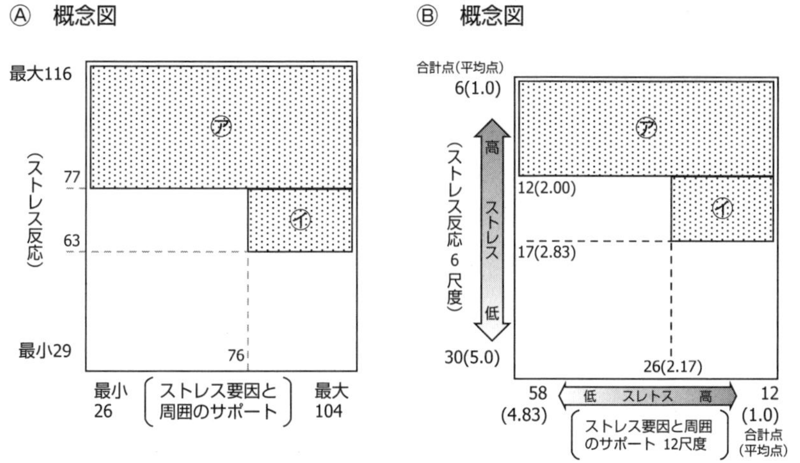

㋐又は㋑のいずれかに該当する者を高ストレス者と評価する。

出典：「労働安全衛生法に基づくストレスチェック制度実施マニュアル」（40，42頁）
より抜粋

実務上のワンポイント

Ⓐは実施が簡明である点、Ⓑは個人プロフィールとの関連がわかりやすく、尺度ごとの評価が考慮されるという点に長所があります。導入時のコストと時間及びストレスチェックの実効性を総合的に考慮して、各企業の事情に応じて選定方法・基準を設定することになります。

Q30 同一調査票を使用した場合でも、職種、事業場、対象者の属性（年齢、性別、身分等）を考慮して、評価方法や高ストレス者の選定基準を異にしてよいのでしょうか。

A 対象者の属性等に従って評価方法や選定基準を異にすることも認められます。

【解説】

同一調査票を用いてストレスチェックを行った場合でも、職種や事業場等により、評価方法や選定基準を異にすることはマニュアル、指針等で禁止されておらず、例えば職種ごとの設定も認められています（Q＆A　4－2）。

評価方法としては、調査票の各質問項目への回答の点数を、単純合計して得られる評価点を基準に用いる方法と、調査票の各質問項目への回答の点数を、素点換算表により尺度ごとの５段階評価に換算し、その評価点の合計点（または平均点）を基準に用いる方法があります（Q29）。そのいずれにおいても、Ⓐ「心身のストレス反応」項目の点数により高ストレス者を認定する基準と、Ⓑ同項目に加えて「仕事のストレス要因」項目、「周囲のサポート」項目の合計点により高ストレス者を判定する基準があります。マニュアルでは、評価基準の点数として一定の点数が例示されていますが（例えば、職業性ストレス簡易調査票（57項目）を使用する場合、「心身のストレス反応」の合計点数が77点以上である者を高ストレス者とする等）、当該点数はⒶとⒷの割合を８：２とし、高ストレス者の割合が全体の10％程度となるようにした場合の点数です。この比率や割合は「面接指導の対象者の選定方針」や「事業場全体の高ストレス者の比率」を勘案し、変更することが可能とされています（マニュアル43頁）。

ここでいう勘案要素としての「面接指導の対象者の選定方法」は以下のように考慮されます。すなわち、事業者は高ストレス者として選定された者であって面接指導を受ける必要があると認めた者に対し、労働者からの申出に応じて医師による面接指導を実施しなければなりません（規則52の16Ⅱ）。面接指導の対象者は、高ストレス者のうち、面接指導の必要性が認められた者であり（Q51）、両者の選定基準は一致しませんから、それぞれ相互に勘案して、基準を設定することができます。「面接指導の対象者の選定方針」としての、「面接指導の必要性」は、結局実施可能な人数から逆算して基準点を決定するための、調整弁として考慮することができます。

一方で、「事業場全体の高ストレス者の比率」は、例えば制度設計上、高ストレス者と面接対象者との比率を決定するにあたり、面接対象者の数を実施可能な範囲におさえるための勘案事項とすることが考えられます。そして、労働者の属性により高ストレス者の選定基準を変えたり（例えば、上記Ⓐと Ⓑの割合を変える）、面接指導対象者の選定基準を変えることにより、フォローアップを効果的かつ実現可能なものとし、ストレスチェック制度の効果を上げることが期待できます。

実務上のワンポイント

運用初年度においては、過去のデータの蓄積がなく、実際にどれぐらいの高ストレス者が出るのか、職種や事業場によりどのような偏りをみせるのか不明なため、将来的にセグメントごとに精緻なストレスチェックを意図している場合でも、当面はマニュアルに沿った評価方法や選定基準に沿った制度設計にするのが無難かと考えられます。

Q31 調査票による回答に補足して面談を行うことは可能でしょうか。

A 可能です。
ただし、その面談はあくまでストレスチェックの実施の一部分となるものです。

【解説】

高ストレス者の選定にあたり、調査票に基づく数値評価に加えて補足的に労働者に面談を行う方法も考えられます。この場合の面談は、ストレスチェックの一環として行うことになります（マニュアル43頁）。すなわち、事業者は高ストレス者として選定された者であって、面接指導を受ける必要があると認めた者に対して、労働者からの申出に応じて医師による面接指導を実施しなければなりませんが、この「面接指導」と、本問でいう「面談」とは全く別個のものです。「面接指導」では、対象者に対して医学上の指導が行われますが、「面談」ではそのようなことは行われません。あくまで調査票と同じく高ストレス者を発見する手段として使用されます。

このように「面談」では医学上の指導は予定されていないため、医師以外の者が面談を実施することも可能です。実際は、職場のメンタルヘルスに関する一定の知見を有する者（実施者として明示された者以外の保健師等の有資格者のほか、産業カウンセラー、臨床心理士等の心理職）であって、面談を行う能力がある者かどうかを実施者が責任をもって確認した者である必要があります（マニュアル43頁）。

さらに、医師以外の者が面談を行った場合に、面談の中で早急に対応が必要な労働者を把握した場合は、まずは産業医に繋ぎ、面接指導の実施、就業上の措置に関する意見の提示を受けられるようにすることが必要です（マニュアル43頁）。ここで、マニュアル上は、「産業医」とされていますが、産業医に限定されるわけではなく、「実施者」（又は当該事業場の産業医）に繋げばよいと考えられます。

ただし、当面の実務上の運用としては、高ストレス者の選定自体は調査票のみで行い、産業保健スタッフは、面接指導以外の高ストレス者の対応事務（カウンセリング等）に当たることが予想されます。

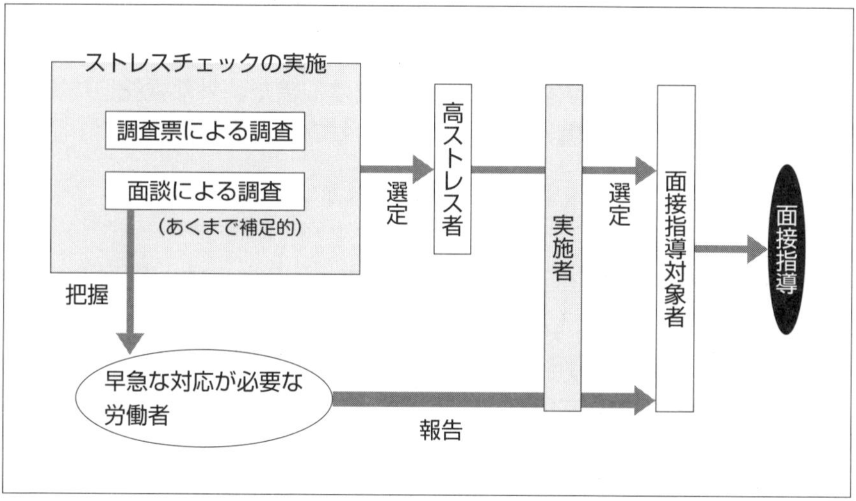

実務上のワンポイント

マニュアル上「補足的に」と記載されていることからわかるように、ストレスチェックは基本的に調査票を用いて行うことが予定されています。調査票を用いてチェックした場合に、高ストレス者があまりに多数選定され、またデータの蓄積が不十分で適切な基準を算定しがたいような事業者において、当該面談により、高ストレス者選定、面接指導対象者選定の前捌きをすることが、利用方法として考えられます。

Q32 回答に不備がある場合、書き直し等を求めることは可能でしょうか。外部委託した場合、委託先と労働者が直接やりとりしてもよいでしょうか。

A 書き直し等を求めることも可能です。また、外部委託した場合、委託先と労働者が直接やりとりすることも可能です。

【解説】

回答に不備がある場合に、書き直しを要求すること自体、禁止されているものではありません。しかし、ストレスチェックの受検は労働者の義務ではなく、事業者は労働者にストレスチェックの受検を強制することができない（Q24）とされていることとの均衡上、書き直しを拒否している労働者に対して、何らかのペナルティーを加える等の手段により、書き直しを強制させるような方向にもっていくことは認められません。

外部機関に委託している場合、ストレスチェックの回答に不備があれば適宜やりとりをしてもらうことはありえます。ただし、回答を本人以外の人に見られないようにするなど情報管理には留意する必要があります（Q＆A 7－1）。ストレスチェックの結果通知と同様に、回答用紙を自宅に送付したり、容易に内容を見られない形で封をしたものを事業場に送付して、それを事業場内で各労働者に配布する方法（Q34）をとることが望まれます。

なお、労働者が派遣労働者の場合、ストレスチェック実施の義務は、派遣労働者と労働契約関係にある派遣元事業者にありますが、派遣先事業者へ実施を委託することも可能です。委託した場合は、派遣先事業場において、派遣先事業者が書き直し等を求めることもありえますが、回答を本人以外の人に見られないようにする配慮が必要となるのは同様です。

＊　　＊

実際は、ストレスチェックの実施事務を外部機関に委託し、調査票配布、労働者からの回答、結果通知もメールで行われる場合が多いと予想されます。このような場合は、実施者と各労働者とのやりとりの有無や内容は、他の者に知られないため、秘密保持上、書き直しに格別問題はありません。

実務上のワンポイント

外部委託している場合には、社内の者が、ストレスチェックに係る情報に触れないようにするという点でも、委託先と労働者で直接やりとりしてもらう形が望ましいと考えられます。

コラム　うつ病発症の原因

うつ病には、その原因によって、①外因性又は身体性、②内因性、③心因性又は性格環境因性、に分けることができます。

外因性又は身体性うつ病	内因性うつ病	心因性又は性格環境因性うつ病
アルツハイマー型認知症のような脳の病気、甲状腺機能低下症のような体の病気、副腎皮質ステロイド等の薬剤がうつ状態の原因になっている場合。	典型的なうつ病であり、ストレスや喪失体験を契機に発症することが多い。何も原因となることがないまま起こる場合もあり、脳内の神経伝達物質の働きが悪くなっているとも推測されている。	性格や環境がうつ状態に強く影響している場合で、抑うつ神経症と呼ばれることもある。

＊『みんなのメンタルヘルス総合サイト』「うつ病」：（http://www.mhlw.go.jp/kokoro/speciality/detail_depressive.html）をもとに作成

3 ストレスチェック結果の通知と通知後の対応

ア　労働者本人に対するストレスチェック結果の通知方法

Q 33

⑴　ストレスチェック結果は、受検者に誰からどのように通知されますか。

⑵　ストレスチェック結果通知書の記載事項について教えてください。

⑶　その他、ストレスチェック結果以外に通知すべきことはありますか。

A

⑴　個人のストレスチェック結果は、実施者から労働者に直接通知します。

⑵　結果通知書に記載すべき必須事項は、以下の３点です。

①　個人のストレスプロフィール

②　ストレスの程度

③　面接指導の対象者か否かの判定結果

⑶　ストレスチェック結果以外では、以下の３つをあわせて通知するのが望ましいです。

①’労働者のセルフケアに関する助言・指導

②’面接指導対象者にあっては、事業者への面接指導の申出窓口及び申出方法

③’面接指導の申出窓口以外のストレスチェック結果について相談できる窓口に関する情報提供

【解説】

1.　⑴ストレスチェック結果の通知

ストレスチェック結果は、実施者又はその他の実施事務従事者から実施後、遅滞なく受検者（労働者）本人に通知されます（規則52の12）。ここでいう「遅滞なく」とは、ストレスチェック結果が出力された後、速やかにという趣旨です。通知の際は、他の者に見られないよう、封書又は電子メール等で労働者に個別に通知する必要があります。なお、面接指導の要否が他の者

に類推されないような配慮も必要です。例えば、面接指導の対象者に対してのみ職場で封書を配布するなどの方法は望ましくありません。

2. ⑵結果通知書への必須記載事項

結果通知書の必須記載事項は、Aの①～③のとおりです（マニュアル47頁）。

「①個人のストレスプロフィール」については、個人ごとのストレスの特徴や傾向を数値、図表等で示し、次の3つの項目ごとの点数を含むことが必要です。

- 職場における当該労働者の心理的な負担の原因に関する項目
- 当該労働者の心理的な負担による心身の自覚症状に関する項目
- 職場における他の労働者による当該労働者への支援に関する項目

「②ストレスの程度」については、高ストレス者に該当するかどうかを示した評価結果を記載する必要があります。

3. ⑶結果通知書への2. 以外の記載事項

必須記載事項以外の記載事項は、Aの①'～③'があげられます（指針7⑷）。また、面接指導対象者には、②'の他、以下の通知も望まれます（マニュアル47、48頁）。

- 面接指導を申し出た場合には、ストレスチェック結果を事業者に提供することに同意したものとみなされること
- 面接指導の結果、必要がある場合は就業上の措置（時間外労働の制限、配置転換など）に繋がる可能性があること
- 面接指導を申し出たことに対して不利益な取扱いをすることは法律上禁止されていること
- 面接指導に要する費用は事業者が負担しなければならず、労働者が負担する必要はないこと

実務上のワンポイント

従来からメンタルヘルス対策の一環としてストレスチェックを自主的に行っていた事業者については、個人結果に加えて、セルフケアに関するアドバイス、社内外相談窓口情報や医療機関検索URLを通知していたケースもあると思います。本制度の施行後は、面接指導対象者に該当するかどうか、事業者への申出窓口、申出方法等、面接指導対象者向けの情報を通知書のフォーマットに追記していく必要があります。

Q 34 ⑴　労働者本人に対するストレスチェック結果の通知方法としては、どのような方法が考えられますか。
⑵　各労働者への通知書を実施者から事業場にまとめて送付し、各労働者に未開封のまま交付する方法でもよろしいでしょうか。
⑶　また、同じ通知書で面接指導の対象者として評価された旨通知しても差し支えないでしょうか。

A ⑴　封書又は電子メールの利用が考えられます。
⑵　実施者が産業医の場合（会社内部で実施の場合）と、外部委託者の場合の２通りがありますが、双方において、事業場にまとめて送付するという通知方法でも構いません。
⑶　面接指導の対象者か否かは、必須の通知事項であるため、むしろ同一の通知書で通知することが望まれます。

【解説】

1.　⑴⑵ストレスチェック結果の通知方法

実施者から、受検した労働者にストレスチェック結果を通知する際には、他の者に見られないよう、封書又は電子メール等で労働者に個別に直接通知しなければなりません（マニュアル46頁）。したがって、実施者からの封書の直送、メールによる方法が原則になると考えられます。ただし、外部機関に委託しているようなケースでは、個人ごとに、容易に内容を見られない形で封をしたものを事業場にまとめて送付し、それを事業場内で各労働者に配布することも可能です。また、Q&AのQ7-2上は「外部機関に委託して実施する場合」と限定されていますが、産業医が実施者とされている場合であっても、事業場経由の配布が認められないことにはならないと考えられます。ただし、実施者が誰であっても、面接指導の要否が他の者に推察されないような配慮が必要です。例えば、面接指導の対象者に対してのみ職場で封書を配布するなどの方法は、職場の他の労働者に推察される可能性があるため望ましくありません（Q33参照）。

2. (3)面接指導対象者である旨の通知方法

面接指導の対象者と評価されたか否かは、必須の通知事項ですから（マニュアル47頁）、実施者は、当該事項を受検者に通知する必要がありますが、その方法自体は特に指定されていません。そうすると、ストレスチェック結果の通知とは切り離して通知することも運用としては考えられますが、上記のように面接指導の要否が他の者に推察されないような配慮が要求されている点からは、特別な理由がない限り、ストレスチェック結果の通知（文書・電子メール）にあわせて記載しておくことが通常の運用になるかと考えられます。

実務上のワンポイント

通知方法としては、電子メールでの送付か実施者から受検者への封書の直接送付が、事業者にとっても効率的で安全な運用方法であると考えられます。

Q 35　各労働者への通知書を実施者から事業場にまとめて送付し、各労働者に未開封のまま交付する方法をとった場合、各労働者がストレスチェックを受検したか否かについては、事業者が知りうることになりますが、問題はありませんか。

A　問題ありません。

【解説】

ストレスチェック結果をいったん事業場にまとめて送付した後、各労働者に未開封のまま交付する方法も、通知方法として許容されています（Q34）。その際、手渡しである場合はもちろん、メールボックス等に入れておく等の手段をとった場合でも、誰がストレスチェックを受検したのか事業者が把握できてしまうことになります。

ただ、この点については、本制度においては許容されています。実施者は、ストレスチェックを受けた労働者のリスト等、労働者の受検の有無の情報を事業者に提供するにあたって、労働者の同意を得る必要はないとされています（Q24）。

上記のように、事業者が受検の有無を労働者の同意がなくても知り得るとされているのは、当該情報をもとに事業者が未受検者に受検の勧奨を行い、できる限り多くの労働者にストレスチェックに参加してもらって、制度の実効性を高めることに主眼があるからと考えられます。ただし、事業者が同意なくして個人の受検の有無を知りうるからといって、この情報が個人情報に該当しないわけではないことに注意が必要です。例えば、事業者が知りえた受検の有無に関する情報を、個人名が明らかな一覧にしてイントラネットにあげる等の行為は、個人情報保護法との関係で問題となります。

実務上のワンポイント

受検の有無は個人情報ではありますが、事業者が知りうる限りでは問題はありませんから、ストレスチェック結果通知書を実施者から事業場にまとめて送付し、各労働者に未開封のまま交付する方法をとることも、事業者については問題となりません。しかし、当該情報が個人情報であることを考えると、実施者や事業者以外の者に知られることにも問題がなくはないため、その通知書の配布には特別な配慮が求められると考えられます。すなわち、受検者のみに「封書」が届くと、労働者間で互いに受検の有無を知りえることから、労働者全員に「封書」が届くような運用（未受検者には受検の勧告の通知文を入れた「封書」をつくる）にしておく等の工夫が、個人情報保護法の徹底という観点からは望まれれます。

Q 36 ICT（情報通信技術）を利用して実施した場合の実施者からの通知の手続きを教えてください。

A 受検者が、ストレスチェック結果をシステム上から出力・保存できるか、あるいはいつでも閲覧できるようになっていれば、結果の通知は必要ありません。しかし、面接指導対象者については、別途通知が必要です。

【解説】

ストレスチェックの実施を外部委託する場合等、ストレスチェックの実施がシステムにより行われる場合も多いかと考えられます。具体的には、紙ベースの質問票に記載する形式ではなく、PCのシステム上で回答を行い、結果を画面上で表示するというケースです。このような場合において、入力の終了と同時に個人のストレスプロフィールや高ストレス者の該当の有無などのストレスチェック結果が表示され、受検した労働者がこの結果を自ら出力、保存できるようになっているか、又はいつでも閲覧できるようになっていれば、改めて実施者から労働者に結果を通知する必要はありません（マニュアル46頁）。

しかし、面接指導対象者に対する通知には別段の配慮が必要です。すなわち、実施者は必ず高ストレスと評価された労働者を含む全ての受検者の結果を確認し、高ストレスと評価された労働者について医師による面接指導を受けさせる必要があるかどうかを確認する必要があります。面接指導対象者の選別に関しては、システムまかせにはできないということです。それゆえ、「面接指導対象者に該当するか否か」は、必須の通知事項とされていますので、実施者が判断の結果、面接指導が必要と認めた労働者については、改めてその旨を当該労働者に通知する必要があります（マニュアル46頁）。

ただし、当該労働者が面接指導対象者と認められたことも個人情報にあたるので、当該労働者が面接指導対象者であることを封書で事業場に送付して通知する運用にしている事業者の場合、封書の内容が他の労働者に知られないよう特に配慮することが必要になります。

【ICTを用いた場合の通知】

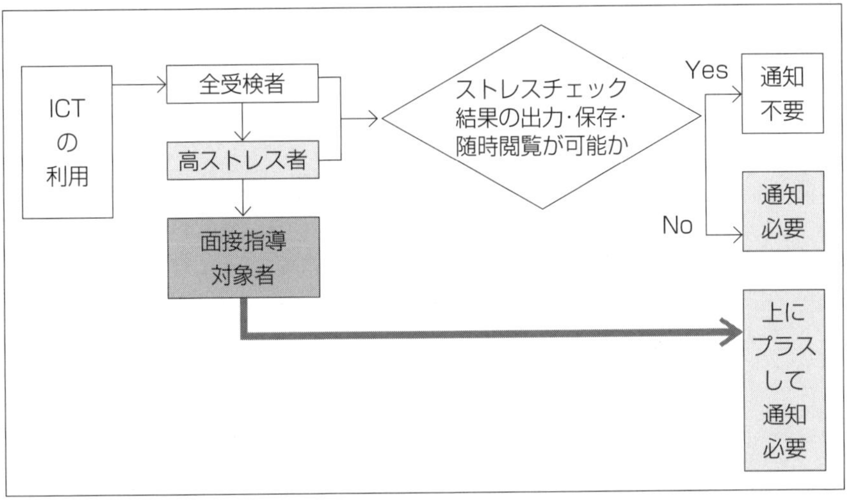

実務上のワンポイント

面接指導対象者に対する通知は、封書や電子メールが考えられますが（Q34）、ICTを用いてストレスチェックを行うことができる状況の事業者については、電子メールによる通知を実施者から労働者に対して送付する方法が直截と考えられます。

イ　事業者に対する労働者のストレスチェック結果通知

Q 37

(1)　事業者がストレスチェックの結果を知ることはできますか。

(2)　事業者が違法又は不相当な手段で結果を入手した場合、関係者にどのような責任が生じますか。

A

(1)　実施者は労働者の同意を得た後には、検査結果を事業者に提供することができますから、これにより事業者は、当該労働者に係るストレスチェックの結果を知りえます。また、面接指導対象者のうち面接指導を申し出た労働者に関しても、事業者はストレスチェックの結果を知ることが可能です。

(2)　実施者が労働者の同意を得ずにストレスチェック結果を事業者（法人を想定します。以下同じ）に伝えた場合、実施者、事業者（実施者が労働者の同意をとっていないことを知っていた又は知り得たとき）は、ともに労働者に対し民事上の責任を負う可能性があります。また、事業者（の従業員）が、実施者の承諾なくストレスチェック結果を入手した場合、事業者は、労働者、場合により実施者に対して不法行為責任を負い、さらに、事業者の従業員が、実施者の情報を不法な行為（不正アクセス等）により入手した場合は、当人が刑事責任を問われる可能性もあります。

【解説】

1.（1）会社がストレスチェックの結果を知りえる場合

事業者が労働者のストレスチェックの結果（以下「当該情報」という）を知りえるのは上記A(1)の場合です。そのうち、面接指導対象者からの申出によるケースは、申出により事業者が労働者の同意を得ることなく当該情報を取得することが肯定されていますが、これは、労働者が面接指導の申出をすることをもって、事業者に当該情報が提供されることにつき同意を与えたとみなすものです。いずれにせよ、法は、事業者が労働者の同意なく、適法に個人情報を入手する方途を用意していないことになります。

2. (2)会社が違法又は不相当な手段でストレスチェック結果を入手した場合

当該情報を保持しているのは実施者です。会社すなわち事業者が、違法又は不相当な手段で当該情報を入手した場合とは、(1)で記載のとおり労働者の同意のない状況で実施者から当該情報を入手した場合ということができます。その場合、実施者の承諾があるときとないとき（実際にはレアケースと考えられます）があり得ます。実施者及び事業者（及びその従業員）には以下のような法的責任が生じる可能性があります。

<実施者>ストレスチェックの結果は「個人情報の保護に関する法律」にいうところの個人情報に該当し、高度のプライバシー性を有する情報といえます。このような情報を、労働者本人の同意を得ることなく漏えいした場合、労働者からプライバシー権の侵害として民法上の不法行為責任（民法709）を問われる可能性があります。さらに、違法な情報漏えいに関与した実施者個人や実施事務従事者については、医師であれば刑法上（刑法134）の秘密漏示罪、実施事務従事者であれば労働安全衛生法上（労安法119、104）の刑事責任を問われる可能性があります。

<事業者>事業者が労働者の承諾なく情報を入手した場合、労働者からプライバシー権の侵害として民法上の不法行為責任（民法709）を問われる可能性があります。また情報入手が実施者と意を通じてなされたときは、実施者との共同不法行為が成立することもあります（同719)。一方、情報取得が実施者の関与なく、又は実施者を欺罔してなされた場合は、実施者に対しても不法行為責任を負う場合もあります（実施者が、秘密をもらした業者であると風評被害を受けた場合等)。

なお、事業者でありの被用者個人につき不法行為が成立するときは、その使用者である事業者が使用者責任（同715）という形で責任を問われる場合もあります。

さらに、実施者からの情報入手に携わった従業員には、入手方法のいかんにより、刑事罰が科される可能性があります。例えば、実施者保有のデータが入った媒体を持ちだせば窃盗罪（刑法235）となりますし、実施者のデータベースに不正にアクセスして情報を取得すれば「不正アクセス行為の禁止等に関する法律」に反する罪となります（同3、11)。

【関係者の責任】

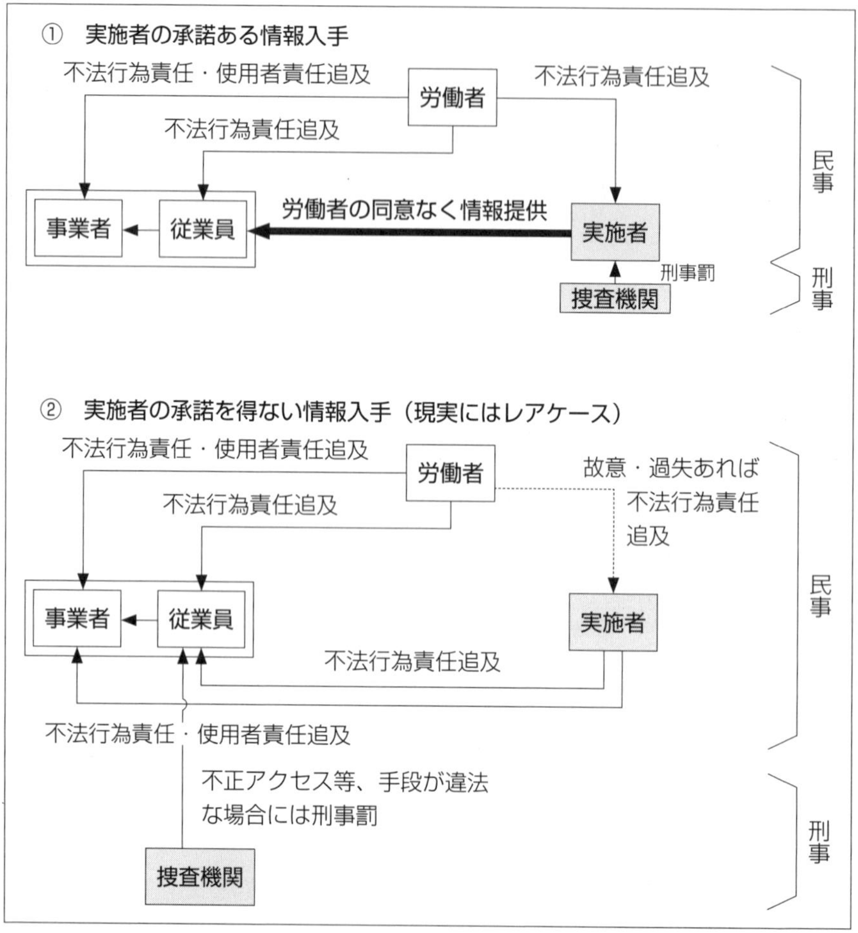

実務上のワンポイント

事業者がストレスチェックの結果を知ろうとすると、否応なく「同意がとれていないリスク」を負担することになります。すなわち、実際に同意がとれていない場合はもちろん、実施者が同意はとれているといっていたにもかかわらず実際にはとれていなかった場合、そのチェックを怠ると、結局、過失があったとして民事上の責任追及をされてしまう可能性があります。以上のことからすると、事業者は、面接指導の申出があった場合でも、特別な事情がない限り、個人のストレスチェックの結果にはタッチしないことが望ましいと考えられます。すなわち、事業者は、面接指導の申出をした者のリストは保持しているのですから、その者に係る就業上の措置をとるなど必要に応じて実施者から意見を聞いて対策を講じれば足り、それ以上に個人のストレスチェックの結果を知る必要性は低いと考えられます。

Q38

(1) 本人の同意なしに実施者から事業者へ結果を提供してよいでしょうか。

(2) 本人の同意がなくても、事業者が実施者から提供を受けることができる情報の範囲はどこまででしょうか。

(3) 高ストレス者が特定できない限度でも問題がありますか。

A

(1) 本人の同意なく事業者に対してストレスチェック結果を提供できるのは、面接対象者たる労働者が面接指導を申し出た場合です。それ以外の場合、同意が必須です。

(2) 上記(1)以外の場合を除き、特定の個人が識別される形で事業者が受けうる情報は、受検の有無に限られます。

(3) 「高ストレス者が特定できない」ということは、ある個人のストレスチェックの結果が、特定の個人に繋らないように加工されていることを指します。このような場合であれば、事業者の人数が少なく、個人が特定されるおそれがあるような場合でない限り問題ありません。

【解説】

1. (1)(2)事業者が実施者より取得可能な情報の範囲

実施者が事業者に対し、本人の同意なくストレスチェックの結果を提供できるのは、面接指導の対象者たる労働者が、面接指導を申し出た場合に限られます（Q37参照）。なお、ここでいう「ストレスチェック結果」は、個人のストレスプロフィールや結果説明文（アドバイス）のみならず、高ストレス者該当性や面接指導対象者該当性等、結果シートの個別の記載事項についても含みます。結果シート全体の提供のみを念頭においているわけではありません。

2. (3)ストレスチェック結果と個人情報

「個人情報の保護に関する法律」でいう「個人情報」とは、当該情報に含まれる氏名、生年月日その他の記述等により特定の個人を識別することができるもの（他の情報と容易に照合することで、特定の個人の識別が可能となるものを含む）とされています（同２Ⅰ)。情報は、当該データ単独で、または他の情報と照合しても個人識別ができない状態であれば、個人情報には当たらないので、事業者による取得に特段の制限はかかりません(Q&A 16－２)。したがって、個人データから氏名、年齢、所属部署などを削除し、個人が識別できない状態に加工したストレスチェック結果を事業者が取得することは可能です。しかし、加工を加えた情報であっても、事業場の人数が少なく、個人が特定されるおそれがある場合は、実施者から当該情報を取得することは望ましくありません。事業者がこうした情報を取得する場合は、あらかじめ衛生委員会等で取得目的、共有範囲、活用方法等について調査審議を行った上、その内容について労働者に周知しておく必要があります。

実務上のワンポイント

事業者が、個人が特定されない形式でのストレスチェック結果の取得を企図する場合は、あらかじめ衛生委員会等で取得目的、共有範囲、活用方法等について調査審議を行う必要があります。その際、取得可能な情報の範囲は、当該情報が個人情報に当たるか、ひいては個人の特定ができるかという点にかかってきますから、その判断を慎重に行うべきです。判断に迷う際は、必要に応じて法律専門家の見解を聴取しておくことも有用と考えられます。

Q39 事業者に対する労働者のストレスチェック結果の通知に関する同意を取得する方法にはどんな方法がありますか。

A 書面又は電磁的記録により同意を得なければなりません。同意を取得する時期は、ストレスチェック結果の通知後でなければならず、事前の同意取得や、不同意の申出がない限り同意したとみなすという運用は認められません。

なお、同意に係る記録は５年間保存することが望ましいです。

【解説】

1. 同意の取得方法

ストレスチェックの実施者が事業者にストレスチェック検査結果を提供するには、当該労働者に結果を通知した上で同意を得なければなりません（労安法66の10②後段）。この場合、労働者の同意は、書面又は電磁的記録（電子的方式、磁気的方式その他人の知覚によっては認識することができない方式で作られる記録であって、電子計算機による情報処理の用に供されるものをいう）で取得しなければなりません（規則52の13Ⅰ）。

そして、指針では、以下のいずれかの方法によって同意を取得しなければならないとされています。

① ストレスチェックを受けた労働者に対して当該ストレスチェック結果を通知した後に、事業者、実施者又はその他の実施事務従事者が、ストレスチェックを受けた労働者に対して、個別に同意の有無を確認する方法

② ストレスチェックを受けた労働者に対して当該ストレスチェック結果を通知した後に、実施者又はその他の実施事務従事者が、高ストレス者として選定され、面接指導を受ける必要があると実施者が認めた労働者に対し、当該労働者が面接指導の対象であることを他の労働者

に把握されないような方法で、個別に同意の有無を確認する方法。

2. 同意の取得時期

事業者に提供されるストレスチェックの結果を把握しない状態で労働者がその提供について同意することは不適切であるため、事業者は、ストレスチェックの実施前又は実施時に労働者の同意を取得してはならないこととされています（指針11(3)）。

あくまでも労働者が自己のストレスチェック結果を把握した後の同意でなければならないため、同意しない旨の申出がない限り同意したとみなす方法も認められません（Q40参照）。

3. 同意の記録の保存

労働者の同意の記録について事業者が保存する義務はありませんが、同意の取得に係る書面又は電磁的記録は、５年間保存することが望ましいでしょう（マニュアル108頁）。

【同意取得のタイミング】

○ ストレスチェック結果通知後

× ・実施前（実施前にメール、書面で確認）
・実施時（調査票、質問紙で確認）
・不同意の申出がない限り同意したとみなす方法

実務上のワンポイント

効率よく労働者の同意を書面によって取得する方法として、結果通知に同意確認書類を同封し、速やかに交付又は返送を受けて同意を取得することが考えられます。

Q 40 事業者は、衛生委員会の労働者側代表に同意を得ることで、労働者全員の同意を得たとみなしてもよいのでしょうか。また、就業規則において、労働者の同意があることをみなす規定を設けて、労働者全員から同意を得ることを省略することはできますか。

さらに、不同意の意思表示がない限り同意があったものとみなすことはできますか。

A 労働者の代表者等から同意を得ることや就業規則で労働者全員の同意を得たとみなす方法（包括同意）や、全員に対して期日までに不同意の意思表示をしない限り、同意したものとみなす旨通知し、意思表示のない者を同意したものとみなす方法（オプトアウト方式）は認められません。

【解説】

1. 労働者の同意が必要である趣旨

ストレスチェックの実施者が事業者にストレスチェックの結果を提供する場合は、当該労働者に結果を通知した上、その同意を取得しなければなりません（労安法66の10Ⅱ後段）。

このように、事業者にストレスチェックの結果を提供する際に労働者本人の同意を必要とした法の趣旨は、労働者のプライバシーを保護することで、ストレスチェック制度を実効化することにあるものと考えられます。

仮に、一定の場合に同意があったものとみなされ、ストレスチェックの結果が自動的に事業者に提供されることになると、労働者が意図していないにもかかわらず機微情報が他者に伝わってプライバシー権が害されるおそれがあります。そのような状況では、ストレスチェック検査を受ける者が減少し、制度自体が形骸化するおそれがあります。

そこで、より多くの労働者が安心してストレスチェック検査を受けられるように、事業者へのストレスチェック検査結果の提供には当該労働者の同意が必要であるとされています。

2. 例外的に労働者の同意があるとみなすことができる場合

前述のとおり、原則的には労働者の同意があったものとみなす運用は認められていませんが、例外的に、ストレスチェックを受けた労働者が、事業者に対して面接指導の申出を行った場合には、その申出をもってストレスチェックの結果について事業者への提供に同意がなされたものとみなすことが認められています（Q59参照）。

3. 面接指導の申出の記録やその保存

面接指導の申出の記録やその保存について、事業者に法的義務はありません。ただし、通常の場合は同意を書面又は電磁的記録で取得しなければならないこととの均衡から、面接指導の申出をもって同意とみなす運用を行う場合であっても、面接指導の申出自体を書面又は電磁的記録で取得しておくことが望ましいといえます。

実務上のワンポイント

面接指導の申出をもって同意とみなす運用を行う場合であっても、労働者のプライバシーへの配慮として、結果の通知の際に当該運用を行う旨を全労働者に周知しておくことをお勧めします（この周知は法的義務ではありません）。

Q41 高ストレス者について、事業者への結果提供の同意がなく、実施者のみが結果を保有している場合に、事業者は面接指導以外の保健指導等を行わなければならないのでしょうか。

A 事業者に保健指導等を行う法的義務はありませんが、保健指導等を行うことが望ましいです。なお、実施者が保健指導等を行わずに、当該高ストレス者がうつ病を発症したとしても実施者が法的責任を負う可能性は極めて低いといえます。

【解説】

1. 事業者の義務

高ストレス者から結果提供の同意がなく、面接指導の申出もない場合、事業者としては、当該労働者が高ストレス者として認定されたことを知りえない状況にあると考えられます。もっとも、事業者としては、安全配慮義務の観点から、ストレスチェック結果に関わらず労働者の健康への配慮として保健指導等の機会を設けることが望ましいです（Q10参照）。

2. 事業者の法的責任

事業者において高ストレス者の存在を看過し、保健指導等の特段の対応をとらず、後日になって、当該労働者がうつ病等を発症したり、発症していたことが判明したりしたときも、そもそもの発症の原因が当該労働者の労働環境にあり、事業者において、ストレスチェック以外の方法により当該労働者の労働環境が良好でないことを容易に知りえたなどの場合を除き、事業者が保健指導等を行わなかったことのみをもって安全配慮義務違反を問われるおそれは低いと考えられます。

3. 実施者の義務

実施者を産業医が務める場合、高ストレス者が事業者へのストレスチェック結果提供に同意したか否かに関わらず、実施者としては、高ストレス者が放置されないように保健指導等の、状況に応じた対応をすることが望まれます。

実務上のワンポイント

事業者が実施者に、高ストレス者に対して何らかの保健指導等の対応を求める場合には、実施者とその旨の契約を行うことが考えられます。

ウ　ストレスチェック結果の通知後の対応

Q 42　面接指導の申出を行った高ストレス者について、事前に保健師や看護師が相談に応じた場合、事業者としては申出のあった医師の面接指導を省いてもよいでしょうか。

A　面接指導の申出があった労働者に対して、事前に保健師や看護師が相談に応じた場合であっても、事業者は医師の面接指導を省くことはできません。

【解説】

1.　医師による面接指導

事業者は、労働安全衛生法第66条の10第２項の規定による通知（筆者注：ストレスチェック結果の通知）を受けた労働者であって、心理的な負担の程度が労働者の健康の保持を考慮して厚生労働省令で定める要件（筆者注：心理的な負担の程度が高い者であって、面接指導を受ける必要があると当該検査を行った医師等が認めたこと）に該当する者が、医師による面接指導を受けることを希望する旨を申し出たときは、当該申出をした労働者に対し、厚生労働省令で定めるところにより、「医師による」面接指導を行わなければなりません（労安法66の10Ⅲ前段）。

面接指導の申出を行った労働者への保健師や看護師の面談は、労働安全衛生法第66条の10第３項前段の「医師による」面接指導には当たりません。

したがって、事業者が保健師や看護師の面談を行わせたとしても、別途医師による面接指導を行わなければなりません。

2.　医師以外の者による相談対応

医師による面接指導を申し出た場合、ストレスチェックの結果が実施者から事業者に提供できるようになるため、高ストレスであり面接指導が必要であると認められたとしても面接指導の申出をしない労働者が多数存在することが想定されます。

このような労働者に対応するためにも、労働安全衛生法上の面接指導以外にも、産業医による相談対応、保健師、看護師、精神保健福祉士や産業カウンセラー、臨床心理士等の心理職による相談対応を行うことが望ましいでしょう。

面接指導の申出の有無にかかわらず高ストレス者は、上記心理職による面談を受けられるような運用を行うことも考えられます。なお、この場合であっても、ストレスチェックの結果を相談対応を行った心理職から事業者に提供するには、当該労働者の同意が必要です。また、相談対応を行った心理職が情報を把握した場合、産業医と連携しつつ対応することになりますが、労働者本人の意向に沿って情報の管理・提供がなされる必要があります。

【面接指導以外に相談対応をする場合の流れ】

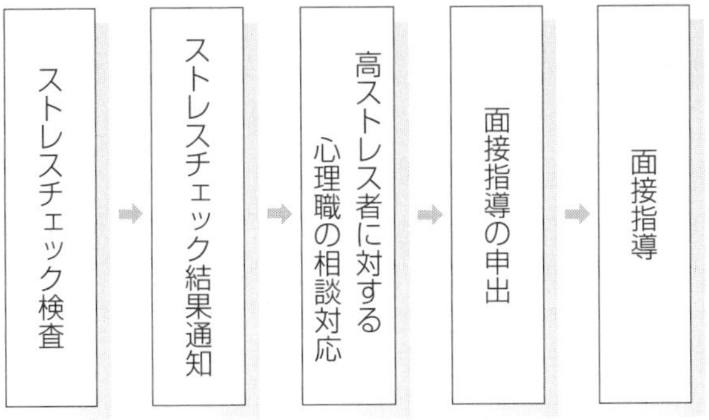

実務上のワンポイント

面接指導の申出が殺到した場合、労働者１人当たりに費やせる面接指導の時間が限られ、十分な面接指導ができなくなる可能性があります。この問題に対しては、上記図のように高ストレス者と認められる者に心理職による相談対応を行うことで面接指導の申出をする労働者に一定のスクリーニングをかけることが可能です。心理職による面談を行うことで労働者の抱える問題が解決することも十分あり、その場合には労働者が面談指導の申出をせずにすむ可能性があります。これにより効率的な面接指導を図ることができます。

Q 43 ストレスチェックの結果、高ストレス者と判断された者が面接指導を受けない場合、就業規則で面接指導を義務付けたり、減給等の処分を行うことはできますか。

A 就業規則で面接指導を義務付けたり、面接指導を受けなかった場合に減給等の処分を行うことはできません。

【解説】

労働安全衛生法上、労働者は面接指導を受けることが義務付けられていません。そもそもストレスチェック制度の主目的が一次予防にあり、面接指導は、あくまでも本人の自由意思により行われるものと位置付けられており、義務付けることはできません。

そして、面接指導の要件を満たしているにもかかわらず、面接指導の申出を行わない労働者に対して、これを理由とした不利益な取扱いを行ってはならない（指針10⑵ア③）ため、面接指導の申出をしないことをもって懲戒処分をすることもできません。

面接指導の申出を行わなかったことにより懲戒処分がなされた場合、当該懲戒処分は、懲戒権濫用により無効になりえます（労契法15）。

実務上のワンポイント

就業規則によって労働者に面接指導を義務付けるのではなく、労働者が面接指導の申出をしやすい環境を作ることが重要です。そのためには、あらかじめ①ストレスチェックの結果等の個人情報の流れを明確化し、②面接指導の申出手続の簡素化と秘匿化、③労働者各人のメンタルヘルスケア意識の向上のための研修などを行っておく必要があります。

4 ストレスチェック結果の記録と保存

Q 44 ストレスチェックの結果について、誰が保存義務を負い、その期間はどのくらいですか。

A 労働者本人の同意によってストレスチェックの結果が事業者に提供された場合は、事業者はストレスチェックの結果の記録を作成して５年間保存する義務を負います。

ストレスチェックの結果の事業者への提供について労働者の同意が得られていない場合には、実施者がストレスチェックの結果の記録を作成して５年間保存することが望ましいとされています（法的義務ではありません）。この場合、事業者は、実施者によるストレスチェックの結果の記録作成事務及び当該実施者を含む実施事務従事者による当該記録保存事務が適切に行われるように必要な措置を講じる義務があります。

【解説】

1. ストレスチェック結果の記録の保存義務

(1) 事業者が労働者の同意を得てストレスチェック結果の提供を受けた場合

事業者は、労働者の同意を得てストレスチェック結果の提供を受けた場合には、ストレスチェック結果の記録を作成してこれを５年間保存する義務があります（規則52の13Ⅱ）。ここで、「ストレスチェック結果の記録」とは、労働者ごとのストレスチェックの結果そのもの又は労働者ごとのストレスチェックの結果を一覧などにしてまとめたものをいいます（通達第３の3(4)イ）。

(2) 事業者へのストレスチェック結果の提供に労働者の同意がない場合

一方で、ストレスチェック結果提供について労働者の同意がない場合、ストレスチェック結果の記録の作成やその保存は実施者において行うことが望ましいとされています（法的義務ではありません（指針））。また、実施者においてこれを行うことが困難な場合には、事業者は、実施者以外の実施事務従事者の中から記録の保存事務の担当者を指名するものとします（指針）。実施者又は実施者以外の実施事務従事者は、これらの記録を5年間保存することが望ましいでしょう。

2. 保存が必要なストレスチェック結果の記録内容

ストレスチェック結果の記録の内容は、具体的には以下の3点であり、受検者が記入・入力した調査票の原票は、必ずしも保存しておく必要はありません（マニュアル60頁）。

① 個人のストレスチェックのデータ（個人ごとの検査結果を数値、図表等で示したもの。調査票の各項目の点数の一覧又は個人のストレスプロフィールそのものでも差し支えありません）
② ストレスの程度（高ストレスに該当するかどうかを示した評価結果）
③ 面接指導の対象者か否かの判定結果

3. 事業者による必要な措置を講じる義務

ストレスチェックの結果の提供について労働者の同意がない（上記1(2)）場合、事業者は、実施者によるストレスチェックの結果の記録の作成事務及び当該実施者を含む実施事務従事者による当該記録の保存が適切に行われるよう、記録の保存場所の指定、保存期間の設定及びセキュリティの確保等必要な措置を講じる義務があります（規則52の11、指針7(5)）。

4. 実施者及び実施事務従事者による結果記録の保存

実施者及び実施事務従事者によるストレスチェック結果の記録の保存方法、保存場所などは、事業場の衛生委員会等の調査審議事項であり、事業者が決定すべき事項となっています。この事業者の決定に基づいて、事業者が管理する事業場内の保管場所や企業内ネットワークのサーバー内、委託先である外部機関の保管場所等で保管することが考えられます（マニュアル60頁）。この場合は、キャビネットの鍵やシステムのログインパスワードの管理を厳正に行う必要があります。

5. 電磁的記録により保存する際の留意点

ストレスチェックの結果の記録の保存方法には、書面による保存及び電磁的記録による保存があり、電磁的記録による保存の場合には、①作成された電磁的記録を民間事業者等の使用に係る電子計算機に備えられたファイル又は磁気ディスク、シーディー・ロムその他これらに準ずる方法により一定の事項を確実に記録しておくことができる物（以下「磁気ディスク等」という）をもって調製するファイルにより保存する方法、又は、②書面に記載されている事項をスキャナ（これに準ずる画像読取装置を含む）により読み取ってできた電磁的記録を民間事業者等の使用に係る電子計算機に備えられたファイル又は磁気ディスク等をもって調製するファイルにより保存する方法のいずれかの方法によらなければなりません（厚生労働省の所管する法令の規定に基づく民間事業者等が行う書面の保存等における情報通信の技術の利用に関する省令４Ⅰ）。

【保存義務について】

本人が同意して結果が事業者に提供された場合

➡ 事業者が５年間保存（義務）

本人が結果の提供に同意しなかった場合

➡ 実施者ないし事業者が指定した実施事務従事者が５年間保存（望ましいキ義務）
➡ 事業者は保存が適切に行われるよう必要な措置の実施（義務）

実務上のワンポイント

ストレスチェックの結果の記録は「医療情報システムの安全管理に関するガイドライン」の直接の規定対象ではありませんが、安全管理措置等については当該ガイドラインが参考になります。

Q 45

⑴ 事業者がストレスチェック結果保存を怠った場合、どのような法的責任が発生しますか。

⑵ 実施者又は実施事務従事者がストレスチェック結果保存を怠った場合、どのような法的責任が発生しますか。

A

⑴ 事業者が記録の保存義務、必要措置を講じる義務に違反した場合の罰則はありません。

また、事業者が記録の保存について、必要な措置を講じずに記録が漏えいした場合、事業者は労働者に対して債務不履行及び不法行為に基づく損害賠償責任を負う可能性があります。

⑵ 実施者ないし実施事務従事者が記録を保存しなかった場合も、罰則はありませんが、ストレスチェックの結果を漏えいした場合には守秘義務違反によって６か月以下の懲役または50万円以下の罰金に処せられる可能性があります。

【解説】

1. 事業者の法的責任

⑴ 罰則について

労働者の同意によってストレスチェック結果の提供を受けた場合は、その結果の記録の保存が法的義務となりますが、保存をしなかったことによる罰則はありません。

⑵ 債務不履行責任について

事業者が必要な措置を講じずに記録が漏えいした場合、事業者は労働者に対して債務不履行に基づく損害賠償責任（民法415）を負う可能性があります。事業者は、労働者との雇用契約に付随して信義則（民法１Ⅱ）上、労働者のストレスチェックの結果を漏えいさせない義務を負うものと解されるところ、当該義務に違反することで債務不履行になりえるからです。

(3) 不法行為責任について

ストレスチェック結果の漏えいについて、事業者に過失があり、それによって労働者に何らかの損害が発生した場合には、不法行為に基づく損害賠償責任を負う可能性（民法709）もあります。

2. 実施者及び実施事務従事者の法的責任

(1) 罰則について

実施者及び実施事務従事者には記録を保存する法的義務はなく、保存しなかった場合にも罰則はありません。

もっとも、実施者及び実施事務従事者は、その実施に関して知りえた労働者の秘密について守秘義務を負います（労安法104）。そして、ストレスチェックの結果を漏えいした場合、守秘義務違反によって６か月以下の懲役または50万円以下の罰金に処せられます（労安法119①）。

(2) 債務不履行責任について

実施者ないし実施事務従事者と労働者との間には、労働契約等の直接の契約が存在しないため、実施者及び実施事務従事者がストレスチェックの結果を漏えいしたとしても当該労働者に対して債務不履行責任を負いません。

(3) 不法行為責任について

実施者ないし実施事務従事者がストレスチェックの結果を漏えいさせた場合、当該労働者に対して不法行為に基づく損害賠償責任を負う可能性はあります。

実務上のワンポイント

記録を保存しなかったことだけでは法的リスクは低いですが、記録が漏えいした場合には、法的リスクが高まります。記録を取り扱う際には、漏えいに十分注意しましょう。

Q46 ストレスチェック結果の記録や管理にかかる費用は、事業者と実施者のいずれが負担すべきなのでしょうか。実施後５年間は保存すべきということですが、外部機関に管理を委ねる場合の費用は、事業者と実施者のいずれが負担することが望ましいでしょうか。

A 実施者が保存することが望ましいとされている場合であっても、ストレスチェック結果の記録や管理にかかる費用は、事業者が負担することが望ましいでしょう。

外部機関にストレスチェック結果の記録や管理を委託する場合にも事業者が負担することが望ましいです。

【解説】

1. ストレスチェック結果の記録保存義務

事業者は、労働者の同意を得てストレスチェック結果の提供を受けた場合には、ストレスチェック結果の記録を作成してこれを５年間保存する義務があります（規則52の13Ⅱ）。

一方、ストレスチェック結果の提供について労働者の同意がない場合、ストレスチェック結果の記録の作成やその保存は実施者が行うことが望ましい（法的義務ではありません。）とされ、実施者がこれを行うことが困難である場合には、事業者は、実施者以外の実施事務従事者の中から記録の保存事務の担当者を指名することになります（指針７⑸）。

2. 保存費用の負担者について

労安法、規則、指針等でストレスチェック結果の記録保存費用について負担すべき者は定められておりません。

もっとも、事業者がストレスチェック結果の記録を保存する場合を除き、実施者による当該検査の結果の記録の作成及び当該検査の実施に従事した者による当該記録の保存の事務が適切に行われるよう、必要な措置を講じなければならないとされています（規則52の11）。

これは、実施者や実施事務従事者がストレスチェック結果を保存するには費用や設備面で負担が生じるため、事業者が記録保存の費用等を負担することでできる限り実施者や実施事務従事者のストレスチェック結果保存の事務に関する負担を軽減し、ストレスチェック結果の記録や管理の適正を確保する趣旨があると考えられます。

かかる趣旨から考えれば必要な措置を講じるために必要な費用は、事業者が負担すべきことになり、実施者に負担をさせないようにするべきものと考えられます。

3. ストレスチェック結果保存を外部機関に委託する場合

外部機関にストレスチェック結果の保存を委託する場合でも、上記の規則の趣旨からすれば事業者が費用負担を行うべきと考えられます。

実務上のワンポイント

事業者が行うべき「必要な措置」には様々なことが考えられますが、労働安全衛生法がストレスチェック結果が漏えいされないように守秘義務などを負わせていることから、特にセキュリティーの確保等ストレスチェック結果が漏えいしないような措置を講ずることが重要でしょう。また、事業者・実施者間の契約においては、結果保存の費用負担について明確に取り決めておきましょう。

Q47 ストレスチェックの実施を全部外部委託した場合、記録は誰がどのように保存すべきことになりますか。外部委託機関が結果を保存する場合、どのような方法がありますか。

A 労働者の同意によって事業者がストレスチェック結果の提供を受けた場合は、事業者が当該結果の記録を保存しなければなりません。

上記同意がない場合は、実施者たる外部委託機関が保存することが望ましいとされています。ただし、この場合の保存は法的義務ではありません。

保管方法については、外部機関のキャビネットやサーバー内に保管し、それぞれ鍵やパスワードによって第三者によるアクセスを制限する等の方法が挙げられます。

【解説】

1. ストレスチェック結果の記録の保存義務

ストレスチェック結果の保存義務については、Q44を参照してください。

実施者たる外部委託機関は、ストレスチェック結果の記録を保存する法的義務はありませんが、事業者へのストレスチェック結果の提供につき労働者の同意がない場合には、外部委託機関が結果を保存することが望ましいです。

2. ストレスチェック結果の記録の保存方法

ストレスチェックを外部委託する場合、ストレスチェック結果の保存方法としては、外部委託機関の鍵付きのキャビネット内で保管するか、サーバー内で保管してパスワードを設定するなどして第三者がアクセスできないようにしておく必要があります。

そこで、外部委託機関にストレスチェック結果の保存も委託する場合には、当該外部委託機関がストレスチェック結果を保存できる設備を有しているかも事前に確認しておく必要があります。

【実施者又はその他の実施事務従事者による結果保存の例】

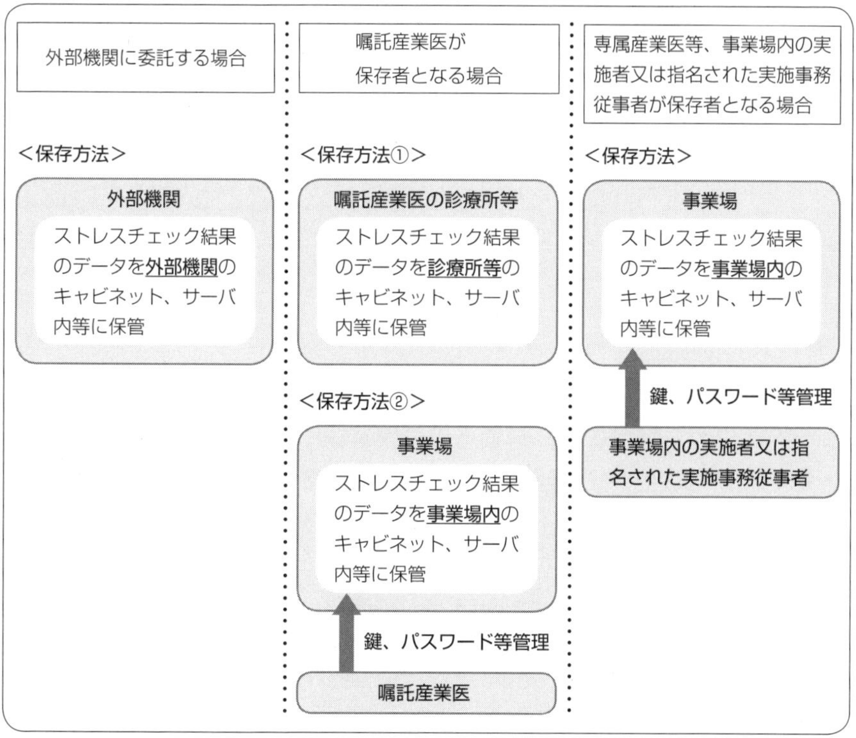

出典：「改正労働安全衛生法に基づくストレスチェック制度について」（33頁）より

実務上のワンポイント

ストレスチェックの実施を委託する場合は、ストレスチェックの結果の記録作成やその保存方法についても契約で定めておくべきでしょう。

5 ストレスチェック実施に関する法的リスクと対処法

Q 48　高ストレス者として面接指導を申し出た労働者につき、残業の少ない部署に配転し、残業や休日出勤を減少させました。その結果、残業手当や休日出勤手当が減り（又はなくなり）、減収となりました。これは、申出を理由として不利益な取扱いをしたことになるのでしょうか。さらに、出勤日を減らすことも可能でしょうか。

A　残業時間の少ない部署への配転や時間外勤務、休日出勤を減少させた場合には、労働者の健康確保に必要である範囲であれば不利益な取扱いには当たらない可能性がありますが、医師による面接指導を経ずに就業上の措置を講じている点で不適当であり、避けたほうがよいでしょう。

また、出勤日を減らすことは、上記同様に手続的にも不適当な上、不利益な取扱いにも当たる可能性が高くなるため、避けるべきです。

【解説】

1.　労働者に対する不利益な取扱いの防止

事業者は、労働者が医師による面接指導を受けることを希望した旨を申し出たことを理由として、当該労働者に対し、不利益な取扱いをしてはなりません（労安法66の10Ⅲ後段）。

ここでいう「不利益な取扱い」は、単に労働者に不利益がある取扱いを指すのではなく、労働者の健康確保に必要な範囲を超えた不合理な取扱いを指すものと考えられます。

2. 適正手続

事業者が、面接指導の結果を踏まえて何らかの就業上の措置を講じるにあたっては、その面接指導の結果に基づき、医師の意見を聴取するという法定の手続きを適正にとった上で、措置を講じる必要があり、こうしたプロセスを経ずに就業上の措置を講じてはなりません。そのため、以下の行為は不適当とされています（マニュアル103頁）。

① 本人の同意により事業者に提供された個人のストレスチェックの結果をもとに、医師の面接指導を経ずに、事業者が配置転換等の就業上の措置を講じること

② 個人のストレスチェックの結果をもとに、保健師、看護師もしくは精神保健福祉士又は産業カウンセラーもしくは臨床心理士等の心理職による相談対応等を行った場合に、その結果をもとに、医師の面接指導を経ずに事業者が配置転換等の就業上の措置を講じること

3. 不利益な取扱い禁止のまとめ

禁止されている不利益な取扱いをまとめると、以下のようになります（指針10(2)）。

① ストレスチェックの結果を受けないことを理由とする不利益な取扱い

② 労働者が面接指導を受けていない時点で、ストレスチェックの結果のみを理由とした不利益な取扱い

③ ストレスチェックの結果を事業者に提供することに同意しないことを理由とする不利益な取扱い

④ 面接指導の要件を満たしているにもかかわらず、面接指導の申出を行わないことを理由とする不利益な取扱い

⑤ 医師による面接指導を行うこと又は面接指導結果に基づく必要な措置について、医師の意見を聴取すること等の法令上求められる手順に従わない不利益な取扱い

⑥ 面接指導結果に基づく措置の実施にあたり、医師の意見とはその内容・程度が著しく異なる等医師の意見を勘案し、必要と認められる範

囲内となっていないもの又は労働者の実情が考慮されていないもの等の法令上求められる要件を満たさない内容の不利益な取扱い

⑦　面接指導の結果を理由とした、解雇、有期雇用者の雇い止め、退職勧奨、不当な同意・目的をもってなされたと判断されるような配置転換又は職位（役職）の変更命令、その他の労働契約法等の労働関係法令に違反する措置

【「不利益な取扱い」のイメージ】

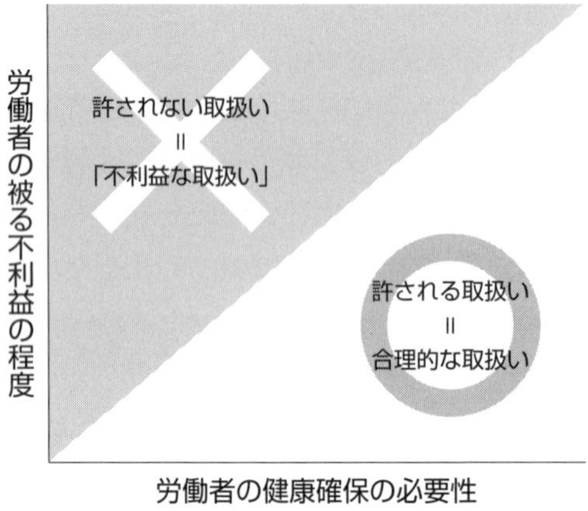

実務上のワンポイント

就業上の措置をするには、法令に定められた適正な手続きを踏み、あらかじめ労働者の意見を聴き、十分な話し合いを通じてその労働者の了解が得られるよう努め、労働者に対する不利益な取扱いに繋がらないように留意しましょう。

Q 49　高ストレス者として面接指導を申し出た当社のとある労働者は勤務成績が良好ではなかったことから、従前から賞与も低額で、昇給や昇格も遅れていました。当社は業績不良のため、整理解雇を実施することになりましたが、上記高ストレス者を整理解雇対象者とすることは、ストレスチェックにかかる不利益な取扱いとなるのでしょうか。

また、仮に解雇が「不利益な取扱い」（労安法66の10Ⅲ後段）に当たる場合、当該解雇は有効でしょうか。

A　勤務成績が良好ではないことを理由とした解雇であれば、「面接指導の申出をしたことを理由とする不利益な取扱い」には当たりません。

解雇がストレスチェックにかかる不利益な取扱いに当たる場合、労働安全衛生法の趣旨を没却するほどに労働者に萎縮効果を生じさせるものといえることから、解雇権濫用（労契法16）により無効になる可能性があります。

【解説】

1.　高ストレス者に対する解雇

労働者が面接指導を受けていない時点で、ストレスチェックの結果のみを理由とした不利益取扱いは禁止されています（指針10⑵）。

ただし、高ストレス者は、心身に問題を抱えている可能性があるため、勤務成績が良好ではないことも考えられます。そのため、整理解雇の対象者になることも想定されます。では、高ストレス者を整理解雇することは禁止されている「不利益な取扱い」に当たるのでしょうか。

この点に関して、勤務時間、勤務成績に基づいた解雇であれば、「ストレスチェックのみを理由とした不利益取扱い」には当たらないものと思料します。ただし、整理解雇一般の問題として解雇権濫用法理（労契法16）の規制がありますので、別途注意する必要があります。

2.「不利益取扱い」に当たる場合の解雇の法的効果

労働安全衛生法第66条の10第３項後段では、事業者は、労働者が医師による面接指導を受けることを希望した旨を申し出たことを理由として、当該労働者に対し、不利益な取扱いをしてはならないと規定されています。

では、この不利益な取扱いをした場合の解雇は有効なのでしょうか。

まず、労働安全衛生法自体は公法的性格を有するため、同法に違反したとしても私人である事業者・労働者間の法律関係の有効性が直ちに決まるわけではありません。

そして、この問題については、判例（最判平成15年12月４日労判862号14頁）が参考になります。この判例は、学校法人の職員であるXが出産に伴って産後休業を取得し、勤務時間短縮措置を受けたところ、産休日と短縮時間を欠勤日数に加算されて賞与が不支給となったため、賞与の支払いを求めた事案です。この事案では、産休期間や短縮時間を欠勤として扱い、出勤率90%以上の者にのみ賞与を支給する給与規程（以下「90%条項」という）が公序良俗（民法90）によって無効であることが争われました。

判例は、本件で「90%条項は、労働基準法65条及び育児休業法10条の趣旨に照らすと、これにより上記権利等の行使を抑制し、ひいては労働基準法等が上記権利等を保証した趣旨を実質的に失わせるものと認められる場合に限り、公序に反するものとして無効になる。」と判示し、90%条項のうち、「出勤すべき日数に産前産後休業の日数を算入し、出勤した日数に産前産後休業の日数及び勤務時間短縮措置による短縮時間部分を含めないものとしている部分は」公序に反し無効であると判断しました。

労働者がストレスチェックを受けることについては、判例の場合と事案が異なることに注意をすべきですが、ストレスチェック検査等の趣旨を実質的に失わせるような場合には、社会通念上の相当性を欠くとして、解雇権濫用法理（労契法16）によって解雇が無効になる可能性は否定できないでしょう。

〈参考①〉労働基準法

（産前産後）

第65条

使用者は、６週間（多胎妊娠の場合にあつては、14週間）以内に出産する予定の女性が休業を請求した場合においては、その者を就業させてはならない。

２　使用者は、産後８週間を経過しない女性を就業させてはならない。ただし、産後６週間を経過した女性が請求した場合において、その者について医師が支障がないと認めた業務に就かせることは、差し支えない。

３　使用者は、妊娠中の女性が請求した場合においては、他の軽易な業務に転換させなければならない。

〈参考②〉育児休業、介護休業等育児又は家族介護を行う労働者の福祉に関する法律

②　第10条（不利益取扱いの禁止）

事業主は、労働者が育児休業申出をし、又は育児休業をしたことを理由として、当該労働者に対して解雇その他不利益な取扱いをしてはならない。

実務上のワンポイント

高ストレス者に何らかの処分を行う場合には、その理由となる客観的なデータ、資料を集めておくことが望ましいでしょう。後にストレスチェック結果のみから不利益な取扱いがなされたと苦情を受けないために、当該労働者にも十分な説明をすることが必要です。

第3章

面接指導の実施方法等

1　面接指導の対象労働者の要件

Q 50

⑴　事業者が、誰が高ストレス者かを知るにはどうしたらよいですか。

⑵　事業者が、面接指導対象者を知るにはどうしたらよいですか。

A

⑴　誰が高ストレス者かについては、個別の同意をとってストレスチェック結果を入手することで知ることができます。ストレスチェック結果全体でなく、高ストレス者に該当するかに限定した情報を入手する場合についても同様です。高ストレス者のリストが実施者において存在する場合でも、それを事業者に渡すには、当該リストに含まれる従業員全員の同意が必要です。

⑵　面接指導対象者が、面接指導を希望する旨を事業者に申し出た場合、ストレスチェック結果が事業者に提供されるため、事業者は当該労働者のストレスチェック結果を知ることができます。それ以外の場合においては⑴同様、労働者から個別に同意をとった上でないと、実施者が事業者に対し、労働者のうち誰が面接指導対象者かという情報を提供することは認められません。

【解説】

1.　⑴高ストレス者を知るには

事業者は、ストレスチェックを受けた労働者に対し、実施者等から、遅滞なく、当該検査の結果が通知されるようにしなければなりません。ストレスチェックの情報は、高度の個人情報に該当するため、実施者等は、当該検査を受けた労働者の同意を得ないで、当該労働者の検査の結果を事業者に提供してはなりません（労安法66の10Ⅱ）。逆に、同意があれば、当該労働者のストレスチェックの結果を入手し、高ストレス者該当性を知ることができます。

2. (2)面接指導対象者を知るには

面接指導対象者か否かという情報についても、その入手には(1)と同様、労働者の同意が要求されるのが原則です。

ただ、労働者から事業者に面接指導の申出があった場合、事業者は、当該労働者が面接指導の対象となる者かどうかを確認するため、当該労働者からストレスチェック結果を提出させることや、実施者に当該労働者の要件該当性を確認することができます（指針8(2)）。この場合、労働者の同意は不要とされています。すなわち、事業者が面接指導の実施を外部委託していても、面接指導を受けようとする面接指導対象者については、その同意なくして事業者は当該労働者のストレスチェックの結果を把握することができることになります。

以上に対し、ストレスチェック受検者、非受検者のリストについては、事業者は、労働者の同意なくして、実施者から入手することが可能です。

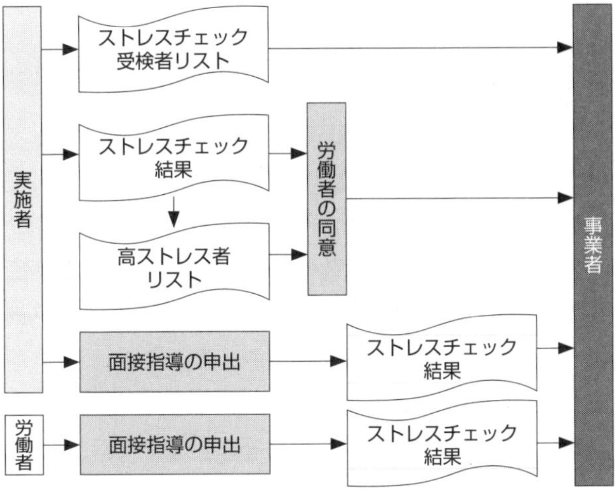

実務上のワンポイント

事業者が面接指導対象者の情報をはじめ、ストレスチェック結果を知りたい場合には、基本的に労働者の同意をとるというプロセスが必要になります。ただ、当該情報の提供を受けると、事業者には情報管理リスクも生じてしまう点を留意してください。

Q51 面接指導対象者はどのように選定すればよいのでしょうか。

A 高ストレス者として選定された者であって、面接指導を受ける必要があると実施者が認めた者で面接指導の申出をした者が面接指導対象者となります。

高ストレス者の選定は、以下の選定基準のみで選定する方法の他、選定基準に加えて、補足的に実施者又は実施者の指名及び指示のもとにその他の医師、保健師、看護師もしくは精神保健福祉士又は産業カウンセラーもしくは臨床心理士等の心理職が労働者に面談を行いその結果を参考として選定する方法も考えられます。

【解説】

1. 面接指導対象者

事業者は、ストレスチェック検査結果の通知を受けた労働者であって、心理的な負担の程度が労働者の健康の保持を考慮して厚生労働省令で定める要件に該当する者が医師による面接指導を受けることを希望する旨を申し出たときは、当該申出をした労働者に対し、厚生労働省令で定めるところにより、医師による面接指導を行わなければなりません（労安法66の10Ⅲ前段）。そして、上記厚生労働省令で定める要件とは、検査の結果、心理的な負担の程度が高い者であって、面接指導を受ける必要があると当該検査を行った医師等が認めたものであることとされています（規則52の15）。

事業者は、衛生委員会等において調査審議し、事業場のストレスチェック制度に関する規程において定めた基準及び方法により高ストレス者として選定された者で面接指導を受ける必要があると実施者が認めた者に対して、労働者からの申出に応じて医師による面接指導を実施しなければなりません（通達第３の４(1)）。

2. 高ストレス者の選定基準

指針７(1)によれば、以下の①又は②のいずれかの要件を満たす者を高ストレス者として選定するものとされています。なお、具体的な選定基準は、実施者の意見及び衛生委員会等での調査審議を踏まえて、事業者が決定することになります。

① 調査票のうち、「心理的な負担による心身の自覚症状に関する項目」の評価点数の合計が高い者

② 調査票のうち、「心理的な負担による心身の自覚症状に関する項目」の評価点数の合計が一定以上の者であって、かつ、「職場における当該労働者の心理的な負担の原因に関する項目」及び「職場における他の労働者による当該労働者への支援に関する項目」の評価点数の合計が著しく高い者

上記①又は②に該当する者の割合について、厚生労働省による評価基準の設定例（マニュアル40頁）では、概ね全体の10%程度としていますが、それぞれの事業場の状況により、該当者の割合を変更することが可能です。

実務上のワンポイント

ストレスチェック結果の評価方法、基準は、実施者の提案・助言、衛生委員会等における調査審議を経て、事業者が決定します。一方で、個々人の結果の評価は実施者が行うことになります。

Q 52 実施者において面接指導が必要と判断した場合であっても、事業者の裁量で面接指導を実施しないことはできるでしょうか。

また、面接指導対象者が１度面接指導の申出を行った後に、申出を撤回した場合、面接指導を実施しなくてよいのでしょうか。

A 実施者により面接指導が必要と判断された場合に事業者の裁量で面接指導を実施しないとすることはできません。

１度面接指導の申出を行った面接指導対象者が申出を撤回した場合、その者に面接指導を実施する必要はありません。

【解説】

1. 面接指導の実施に関する事業者の裁量

事業者は、面接指導の対象となる要件を満たす労働者から申出があったときは、遅滞なく、面接指導を行わなければならない（規則52の16Ⅱ）とされ、「できる」とはされていないことから、事業者に面接指導を行うか否かを決定する裁量はないものと考えられます。

したがって、事業者の裁量で面接指導を実施しないことはできません。

2. 面接指導対象者が申出を撤回した場合

面接指導を受けるかどうかは、ストレスチェック結果通知を受けた労働者本人の自由意思による選択ですので、１度面接指導の申出を行った面接指導対象者が申出を撤回した場合は、面接指導を実施する必要はなくなります。

ただし、面接指導の申出があれば、事業者へのストレスチェック検査結果の提供の同意があったものとみなせることから、労働者が面接指導の申出を撤回した時点で事業者は当該労働者のストレスチェック結果を把握している可能性があります。この場合、事業者は面接指導を行う義務はないものの、当該労働者が面接指導の対象である高ストレス者であることを把握していますので、使用者の労働者に対する安全配慮義務の観点から、一般の保健指導を行うなど、何らかの対応を行うことが望まれます。

なお、面接指導の申出は、これを事業者に対するストレスチェックの結果が提供されることを同意したとみなしうることから、これを撤回した後も引き続き事業者が当該労働者のストレスチェック検査結果を保持、把握することについても、格別問題ないと考えます。

実務上のワンポイント

面接指導の申出の撤回は、労働者の行動として十分想定されるところですので、対応を準備しておく必要があります。面接指導が労働者の自由な意思に基づく選択によることに鑑みれば、申出の撤回期限を設けることはできる限り避けるべきでしょう。

Q 53 実施者において面接指導が必要ではないと判断した場合であっても、当該労働者が面接指導を希望した場合に、実施者はこれに応じなくてはならないのでしょうか。

A ストレスチェックを経て、面接指導が必要ではないと判断された労働者について、実施者において面接指導を実施すべき法令上の義務はありません。

もっとも、そのような労働者について事業者の任意で面接指導を実施するか否かについては、事前に事業場ごとに取扱いを定めておくことが望ましいでしょう。

【解説】

1. 実施義務の有無

ストレスチェックの結果、高ストレス者と判断された労働者であって、面接指導を受ける必要があると実施者が認めた者が面接指導の実施を申し出たときは、事業者は面接指導を実施しなくてはなりません（労安法66の10Ⅲ、規則52の15）。

したがって、法令上、事業者が面接指導の実施義務を負うのは、あくまでストレスチェックを経て面接指導が必要であると判断された労働者に対してであり、これに当たらない労働者に対しては、面接指導の実施義務を負いません。

2. 事業者による任意の実施

もっとも、ストレスチェックや面接指導の目的は、あくまで労働者のメンタルヘルス不調の一次予防にあり、法令の趣旨は、面接指導が必要と判断されなかった労働者に対して面接指導を実施することを禁止するものではありません。

面接指導対象者でなくとも、ストレスチェック結果を見て自身が高ストレス者に比肩する水準にあると知った労働者や、(ストレスチェック結果に関わらず) 普段からストレスを自覚している労働者が面接指導を申し出るというケースはありえます。そのような労働者に対し、面接指導対象者ではないという一事をもって取り合わないことは、後々のトラブルに繋がりかねず、事業者にとっても安全配慮義務違反のリスクが大きいといえます。

そのため、事業者においては、面接指導の実施を申し出てきた労働者が、ストレスチェック結果において面接指導が必要と判断されていなくとも、可能な限り、当該労働者に対して任意に面接指導を実施することが、ストレスチェックや面接指導の制度趣旨に適うものといえます。

厚生労働省は、上記のような労働者に対して面接指導を実施するか否かについては、事業場ごとに取扱いを定めて対応してほしい旨を述べています。事業者においては、事前に衛生委員会等において、面接指導対象者以外からの面接指導の申出があった場合の取扱いについて定めておくことが望ましいといえるでしょう (Q&A 11-2参照)。

また、取扱いについて検討した結果、事業場の判断として、面接指導の実施はストレスチェック結果において面接指導が必要であると判断された者に限る旨の取扱いを選択するとしても、面接指導の実施を申し出た労働者に対しては、面接指導に代わる相談対応、専門機関の紹介等を実施できる体制を整えておくことが望まれます (マニュアル55頁参照)。

実務上のワンポイント

ストレスチェック結果において高ストレス者と判断されたか否かに関わらず、面接指導の実施を申し出る労働者は、仕事や私生活において何かしらの悩みや不安を抱えているはずです。面接指導に限らず、そうした労働者の心情に寄り添った柔軟な取扱いを定めておきましょう。

2 面接指導の申出の勧奨

Q 54 面接指導の申出の勧奨はどのように行えばよいでしょうか。

A ストレスチェックの結果とともに面接指導の申出を勧める旨の通知書を同封する方法や、ストレスチェックの結果の通知の一定期間後に面接指導対象者にのみ、別途勧奨文書を送付するといった方法が考えられます。

もっとも、強制や強要にわたってはならず、また、いずれの方法をとる場合であっても、面接指導対象者である旨を他者に把握されないよう、最大限の配慮を施す必要があります。

【解説】

1. 面接指導の申出の勧奨の方法

法令は、ストレスチェックの実施者は面接指導の申出の勧奨をすることができると規定する一方、具体的な勧奨方法については規定していません。

勧奨方法の例としては、ストレスチェックの結果の通知書とともに、面接指導の申出を勧める旨の勧奨文書を同封する方法や、ストレスチェックの結果通知とは別途、勧奨文書を対象者に送付する方法が考えられます（勧奨文書の内容については、後掲の記載例を参照してください）。

2. 面接指導の申出の勧奨にあたっての留意点

(1) 任意性の確保

面接指導の申出は、労働者の任意に基づいて行われなければなりません。

全くの不本意な申出に基づく面接指導の実施は、それ自体が制度趣旨にそぐわないだけでなく、後に就業上の措置がとられた場合に「望まない措置だ」として、事業者・労働者間での大きなトラブルにも発展しかねません。そのため、面接指導の申出の勧奨にあたっては、当該勧奨行為が強制又は強要にわたらないよう、十分配慮しなくてはなりません。

⑵　プライバシーの保護

面接指導対象者に該当するかどうかは、労働者個人の機微情報に当たり、面接指導の申出の勧奨にあたっては、当該労働者が面接指導対象者である旨が他人から把握されないよう、勧奨を行う者において特段の配慮が必要です。また、労働者が面接指導を申し出る際も、申出の事実を周囲の者に知られることなく面接指導を受けられるよう、申込手続を簡素化・秘匿化しておくことも肝要です。

⑶　再勧奨

面接指導の申出の勧奨を１度受けただけでは、当該労働者が直ちに面接指導を希望するには至らない場合や、そもそも勧奨の存在に気付かない場合も想定されるところです。

そこで、面接指導の申出を行わない面接指導対象者に対しては、ストレスチェックの結果通知時のみならず、その後も複数回にわたり勧奨を行い続けることが効果的です。実施者としては、面接指導の申出の有無に関する情報を事業者から提供してもらい、すでに事業者に対し申出を行った労働者を除いて再度の勧奨を行うことも考えられます（マニュアル54頁）。

もっとも、あまりにも頻繁な勧奨行為は、事実上の強制や強要にわたるおそれがあるほか、かえって労働者の足を面接指導から遠のかせてしまう結果にも繋がりかねません。

面接指導の申出がない面接指導対象者に対する再勧奨にあたっては、一定程度の時間的間隔を設けるといった配慮が必要です。

実務上のワンポイント

面接指導の申出の勧奨にあたっては、労働者に対し面接指導の意義を正しく理解させることが肝要です。

〈参考〉勧奨文書例①

～ストレスチェック受検者の皆様へ～

ストレスチェックの受検結果をお知らせ致します。あなたのストレスチェック結果はいかがだったでしょうか？

1）ストレスチェック結果に基づく医師による面接指導について

職場でストレスを感じる労働者の割合は年々増加傾向にあり、メンタルヘルス不調による労災認定も増加してきています。そのような現状を鑑み、平成 26 年の労働安全衛生法改正により、「心理的な負担の程度を把握するための検査」（ストレスチェック）の実施が事業者に義務付けられることとなりました。

制度の狙いは、労働者の皆様に年一回、自身のストレスに関する気づきの機会をもっていただくことですが、高ストレス状態にある労働者に対して医師の面接指導を受けていただき、必要な範囲で就業上の措置（時間外労働の制限、作業の転換など）を講ずることでメンタルヘルス不調に進展することを未然に防止するのも目的として掲げられています。

面接指導を受けるかどうかはあくまでも任意であり、会社側から指示や強要はできませんし、受けないことによる不利益な取扱いを行ってはならないとされておりますが、医師の面接により、自身で気づいていない心身不調について把握するきっかけになると思われます。今回のストレスチェックで高ストレスという結果だった受検者の方につきましては、この機会に是非、（事業者（上司）に申出て）医師による面接指導をお勧め致します。下記の窓口にお申し出ください。

［面接指導の窓口］

○○会社××部　健康管理室　担当：○○　○○

連絡先：電話番号 0X-XXXX-XXXX、内線????、メールアドレス：????@???-????.co.jp

2）社内外相談窓口について

また、ストレスチェック制度に基づく医師の面接指導以外にも、社内外に以下のような相談窓口が用意されています。今回のストレスチェックの結果に関わらず、どなたでも利用できますので、体調面で何か気になることがあればご相談ください。

［社内相談窓口］

○○会社××部　健康管理室　保健師　○○　○○

連絡先：電話番号 0X-XXXX-XXXX、内線 XXXX、メールアドレス：????@???-????.co.jp

［社外相談窓口］

（株）＃＃＃＃（契約メンタルヘルスサービス機関）

電話カウンセリング 0120-XX- XXXX　／　予約対面カウンセリング 0120- XXX- XXXX

［公的機関］

メール相談：「働く人のこころの耳メール相談」http://kokoro.mhlw.go.jp/mail-counseling/

電話相談：「過重労働及びメンタルヘルス不調に関する電話相談」

（厚生労働省委託事業により平成 27 年度中に開始予定）

出典：「労働安全衛生法に基づくストレスチェック制度実施マニュアル」56 頁

〈参考〉勧奨文書例②

産業医からのお知らせ

こんにちは。○○会社△△事業場　産業医の＊＊＊＊です。
今回のストレスチェックの結果、あなたのストレス度が高いとの結果でしたので、個別にご連絡しております。（個別結果については別途Webないし結果報告書でご確認ください）
ストレスチェックを行った時点と、その直前１ヶ月程度の状態が反映されているという条件ですが、あなたのストレスバランスが崩れている可能性がありますので、心配しています。
現在の心身の状態はいかがでしょうか。もし何らかの不調やストレスの存在を自覚されるようでしたら、下記日程のいずれかで、「ストレスチェックに基づく産業医面接」を強くお勧めします。
その際に、今回のストレスチェックの個別結果の印刷物提示と説明も改めて行うこととします。

＜面接室開設日程＞
① **月*日（木）② **月**日（月）③ **月**日（木）④ @@月@日（月）⑤ @@月@@日（木）

＜面接開始時間＞初回の面接時間は25分迄を予定しています。
㋐１５：００　㋑１５：３０　㋒１６：００　㋓１６：３０

＜面接申込方法と注意点＞　【注；受付期間は**月**日（金）～@@月@@日（火)】
①下記電話番号もしくはE-mailへご連絡をお願いします。

ご用件（「ストレスチェック後の面接希望」とお伝え・ご記載ください)、社員番号、お名前、所属名、ご連絡先、面接希望日時（第一希望から第三希望）をお知らせください。

0***-***-****　※産業保健担当部署の電話です
E-mail：*******.****@*****.com　※ほぼ３日以内にご返信いたします
電話受付時間：月～金曜日　10：00～12：00と13：00～17：00
※ただし電子メールの場合は返信した候補日にご本人が合意されてから申込完了となります。

② なお、上記の産業医面接に、ご本人が希望されて申し込まれた場合は、労働安全衛生法の規定と事業場の衛生委員会での決議事項に従って、あなたが「面接指導対象者である」との情報を、産業医から人事労務担当者に提供させていただきますので、ご了承ください。
ただし、ご本人の同意がない限り面接内容は確実に守秘されますのでご安心ください。

※会社側へのストレスチェック結果の通知に同意はできないが面談を希望される場合は、上記の申し込み先に一般の健康相談として申し込んでください。
この場合はストレスチェック結果に関わらず、通常と同様に、保健師等または産業医による面談となり、保健師等と産業医のみが情報を共有いたします。安心してご利用ください。
⇒何か気になることや相談事項があれば、対応します。

【個人情報管理について】
この面接指導は、就業上の措置、ひいては会社の安全配慮義務（従業員一人一人の安全と健康を守るための種々の配慮）の遂行の一助とするためのものです。面接指導の結果（通常勤務可、要就業制限、要休業）については人事・所属職場上司等に報告されます。また、産業医（面接担当医）が必要と判断した範囲で、会社に対して意見提示、助言指導等を行う場合があります。
その他、産業医・保健師の面談で聴取した内容につきましては、受検者の安全や健康、生命に差し迫った危険・危機があると判断される場合を除き、守秘致します。
社外相談窓口につきましては当該機関のプライバシーポリシーに則って取り扱われます。

出典：「労働安全衛生法に基づくストレスチェック制度実施マニュアル」57頁

Q 55　事業者は、高ストレス者ではあるが面接指導を受けない労働者（面接指導の対象になっていない労働者、もしくは、面接指導の対象になっているが申出をしない労働者）に対し、どのように対応すればよいのでしょうか。

A　事業者は、①高ストレス者ではあるが面接指導の対象となっていない労働者、もしくは②高ストレス者で面接指導の対象になっているが申出をしない労働者について、健康診断の結果おこなわれる保健指導等あるいは面接指導等（ここでの面接指導はストレスチェック制度の面接指導とは別で、労働安全衛生法第66条の８及び同規則第52条の２により規定されているものです。以下このQにおいて特に断りない限り、面接指導との記載はこちらの面接指導を意味します。）によりその健康の保持に努める必要があります。

【解説】

1.　高ストレス者ではあるが面接指導の対象となっていない労働者

Aの①について、そもそも当該労働者が「高ストレス者で面接指導対象者でない」者かどうかは、事業者は当然には知りえません。実施者が当該労働者から同意を取れば、事業者はストレスチェックの結果を入手することで、当該情報を入手することができます（労安法66の10Ⅱ）。そして、そのようにして当該労働者であることを知った場合でも、実施者の判断によりその労働者が面接指導対象者でないと判断された以上、事業者としては、その労働者をストレスチェック制度にのせて対応する必要はありません。結局、事業者に実施が求められる健康診断（労安法66）及びその結果を受けての保健指導等（労安法66の７）により、心身の健康増進のためのケアをしていくことになります。また、一定時間以上の残業により疲労の蓄積が認められる労働者については面接指導の実施が事業者に求められますが、①の労働者がこの面接指導の対象者となる場合には、その手続きの中で、適切なアドバイスをしていくことになります。

また、事業者が、当該労働者であることを知らない場合でも、基本的に、健康診断の結果おこなわれる保健指導等あるいは面接指導等の適正な実施によってケアしていくこととなります。

2. 高ストレス者で面接指導の対象になっているが申出をしない労働者

当該労働者が「高ストレス者で面接指導の対象になっている」者かどうか、当然に事業者が知りえない点は①同様です。

面接指導の申出の勧奨をしたにもかかわらず、受検がなかった場合、または事業者が、当該労働者が②に当たることを知らない場合、健康診断の結果おこなわれる保健指導等あるいは面接指導等の適正な実施によって適切なケアをしていくことが必要で、この点は①と同様です。

3. 安全配慮義務の観点から

事業者は、労働者との労働契約に付随した安全配慮義務を負うため、労働者がストレスチェック制度の面接指導対象者ではないからといって当該労働者を放置することは望ましくなく、通常の保健指導等によってケアをする必要があります。

実務上のワンポイント

労働者が①、②に該当するかを事業者が知っているか否かに関わらず、事業者は健康診断や保健指導の実施、面接指導の実施等、従前から法において要求されている手続きを、ストレスチェックとは別途適正に運用していく必要があります。

Q56　当社は、ストレスチェックの実施を産業医ではなく外部機関に委託しました。面接指導の申出の勧奨は、やはり産業医が行うべきなのでしょうか。

A　面接指導の申出の勧奨は、ストレスチェックの実施者において行われるのが望ましいです。

ストレスチェックの実施者が産業医ではなく外部機関である場合には、実施者たる当該外部機関が面接指導の申出の勧奨を行うべきですが、産業医が共同実施者である場合には、当該産業医が面接指導の申出の勧奨を行うことが望ましいでしょう。

【解説】

1.　面接指導の申出の勧奨の主体

ストレスチェックの実施者は、ストレスチェックの結果、面接指導が必要であると判断された労働者に対して、面接指導の申出を行うよう勧奨することができます（規則52の16Ⅲ）。

この規定は、実施者以外の者による面接指導の申出の勧奨を排除又は禁止する趣旨ではありませんが、指針によれば、当該労働者のうち、面接指導の申出を行わない労働者に対しては、ストレスチェックの実施者が申出の勧奨を行うことが望ましいとされています。これは、ストレスチェックの実施者こそが受検者たる労働者のメンタルヘルスに関する状況を詳しく把握しており、実施者には当該状況に即応した実効的な面接指導の申出の勧奨を期待できる、という理由に基づくものと思われます。

したがって、ストレスチェックの実施者が外部の機関である場合には、面接指導の申出の勧奨も、産業医ではなく当該外部機関が行うほうが望ましいといえます。

2. 産業医が共同実施者である場合

外部機関がストレスチェックの実施に携わるケースとしては、外部機関への実施を一任する場合だけでなく、産業医と外部機関が共同実施者として実施に携わるといった場合もありえます（Q19、20、89参照）。

面接指導は、その結果によっては、事業者によって何らかの就業上の措置がとられることを想定して実施されます。そのため（その他が同じ条件であるならば）、外部機関よりも、当該事業場の内情に通暁した産業医によって面接指導の申出の勧奨が行われるほうが、より面接指導の目的に適うといえます。したがって、産業医と外部機関が共同実施者として実施に携わる場合においては、面接指導の申出の勧奨は産業医によって行われるのが望ましいといえます（Q&A 9-1参照）。もっとも、実効的な勧奨が行われるためには、産業医と外部機関との間において、ストレスチェック受検者のメンタルヘルスに関する有機的な情報共有がなされる必要があります。

なお、ストレスチェックの実施者以外では、実施事務従事者に限って面接指導の申出の勧奨を行うことができます。また、ストレスチェック結果の提供につき労働者本人の同意を得ている場合には事業者も勧奨を行うことができますが、その場合、勧奨が強要にわたらないよう留意する必要があります（マニュアル54～55頁、Q54）。

【面接指導の申出の勧奨の主体として望ましい者】

● 産業医の単独実施の場合	➡ 産業医
● 外部機関の単独実施の場合	➡ 外部機関
● 産業医と外部機関の共同実施の場合	➡ 産業医

実務上のワンポイント

事業者は、ストレスチェックの実施者があわせて面接指導の申出の勧奨まで行うよう、実施者との契約においてその旨を明確に取り決めておきましょう。

Q 57　ストレスチェック結果において面接指導が必要と判断された労働者に対して面接指導の申出を勧奨せず、当該労働者のメンタルヘルスの不調が発症ないし悪化した場合、実施者や事業者は勧奨をしなかったことについて法的責任を負うのでしょうか。

A　面接指導の申出の勧奨をしなかったことについて直ちに法的責任は生じませんが、メンタルヘルス不調が強く疑われる労働者を放置し続けた場合、実施者の不法行為責任や事業者の安全配慮義務違反の問題になりえます。

【解説】

1. 実施者が勧奨を怠った場合の実施者の法的責任

ストレスチェックや面接指導の実施に関する事業者・実施者間の契約は、一般に、第三者たる労働者のためにする準委任契約（民法656）であり、実施者と労働者との間に直接の契約関係はないと理解されています。

労働安全衛生規則第52条の16第３項は、実施者が「面接指導の申出の勧奨を行うことができる」と規定しており、罰則もありません。そのため、実施者による面接指導の申出の勧奨は法令によって付与された権限に基づくものであって、勧奨すべき義務が実施者側にあるわけではないと考えられます。また、面接指導の実施は、あくまで労働者による任意の申出に委ねられています。

以上の点からすれば、実施者が面接指導対象者に対して面接指導の申出の勧奨を行わなかったとしても、実施者は、勧奨を行わなかったことについて当該労働者に対して直ちに法的責任を負うわけではありません。

もっとも、実施者において、いかなる場合においても勧奨を行わなくてもよいわけではありません。当該労働者がストレスチェック結果において極めて高得点を記録する等、メンタルヘルス不調が強く疑われ、面接指導が必要とされる状況に至っているにもかかわらず、実施者が当該労働者に対し勧奨を行わないまま漫然と放置し続け、労働者のメンタルヘルスを悪化させた場合には、当該不作為について不法行為(民法709)が成立する可能性があります。

2. 実施者が勧奨を怠った場合の事業者の法的責任

実施者が事業者の従業員である場合、実施者に不法行為責任が発生すれば、事業者にも当該労働者に対して使用者責任（民法715）が発生します。もっとも、前述のように実施者に不法行為責任が発生するケースは限定的であることから、事業者に使用者責任が発生する可能性も低いといえます。

一方で、実施者が事業者の従業員ではなく、事業者がストレスチェック検査を外部委託していた場合であっても、外部委託先が面接指導の勧奨をしなかったことにつき事業者が法的責任を負うケースは、外部委託先の選任、監督に故意又は過失があった場合等、やはり限定的であるといえます。

3. 事業者が勧奨を怠った場合の事業者の法的責任

⑴ ストレスチェック結果の提供を受けている場合

事業者は、労働者に対し、労働契約に基づく安全配慮義務(労契法5)を負っています。

事業者は、ストレスチェック結果の提供につき同意をした労働者らについて、当該労働者が面接指導対象者であるか否かを把握しています(Q37参照)。そのため、事業者は、面接指導対象者であることが判明している労働者については、事業者自ら、又は実施者を介して面接指導の申出の勧奨を行うべきでしょう。メンタルヘルス不調が強く疑われることを認識しながら当該労働者を放置し続けることは、安全配慮義務違反に当たるとして、債務不履行責任（民法415）や不法行為責任を問われる場合がありえます。

⑵ ストレスチェック結果の提供を受けていない場合

事業者は、ストレスチェック結果の提供につき同意をしない労働者についてはその者が面接指導対象者であるか否かを確認することができません。そのため、当該労働者に対する面接指導の申出の勧奨も行いえず、勧奨を行わなかったこと自体について法的責任を負うことはないといえます。

実務上のワンポイント

ストレスチェックも面接指導も、精神疾患の予防の一手段にしか過ぎません。産業医による相談対応等、メンタルヘルスに不安を抱える労働者のために幅広い窓口を設けておきましょう。

Q 58 ストレスチェックの受検や面接指導を勧められたにもかかわらず、これを無視した従業員については、会社は法的責任を負わないと考えてよろしいでしょうか。

A 労働者がストレスチェックの受検や面接指導の実施を拒み続けたとしても、事業者は、そのことのみをもって安全配慮義務違反等の法的責任を免れるわけではありません。

また、労働者側の落ち度等を理由とする過失相殺も、限定的なケースについてのみ認められます。

【解説】

1. 労働者が拒絶した場合における事業者の法的責任

労働者においてメンタルヘルス不調が発生又は悪化した場合、当該不調について事業者が安全配慮義務（労契法５）違反に基づく法的責任を負うか否かは、主に当該不調が業務に起因しているか否か（「業務起因性」という）という観点から決せられます。

事業者において、ストレスチェックを適切に実施し、面接指導対象者に対して面接指導の申出の勧奨を適切に行っていたことは、当該事業者が適切に安全配慮義務を尽くしていたことの証左となりえます。しかし、労働者のメンタルヘルス不調が業務に起因している場合は、労働者がストレスチェックの受検や面接指導の実施を拒んだとしても、そのことがメンタルヘルス不調の原因を打ち消すことにはならないため、事業者が安全配慮義務違反の責任を免れるわけではありません。

2. 過失相殺の可否

それでは、労働者がストレスチェックの受検や面接指導の実施を拒んだことによりメンタルヘルス不調の発見が遅れ、悪化したような場合、事業者は、労働者による損害賠償請求に対して過失相殺（民法418、722）を主張することはできるでしょうか。

この点に関して、近時、注目すべき最高裁判決（東芝事件：平成26年３月24日労判1094号22頁）が下されており、以下のような判旨を述べています。

最判平成26年３月24日労判1094号22頁

『…使用者は，必ずしも労働者からの申告がなくても，その健康に関わる労働環境等に十分な注意を払うべき安全配慮義務を負っているところ，上記のように労働者にとって過重な業務が続く中でその体調の悪化が看取される場合には，上記のような情報については労働者本人からの積極的な申告が期待し難いことを前提とした上で，必要に応じてその業務を軽減するなど労働者の心身の健康への配慮に努める必要があるものというべきである。…（中略）…以上によれば，被上告人が安全配慮義務違反等に基づく損害賠償として上告人に対し賠償すべき額を定めるに当たっては，上告人が上記の情報を被上告人に申告しなかったことをもって，民法418条又は722条２項の規定による過失相殺をすることはできないというべきである。』

（※下線部は筆者）

この判決は、すでにメンタルヘルス不調を抱えている労働者に積極的な受検や申出を期待するのは酷であるとの考えに基づくものですが、一方で、上述以外の部分では、「通常想定される範囲を外れるぜい弱性などの特性等」を労働者が有している場合には例外的に過失相殺が認められる旨も判示しています。

いずれにせよ、労働者のメンタルヘルス不調に業務起因性が認められる以上、過失相殺が認められるのは極めて限定的な場面であるということになります。

実務上のワンポイント

事業者が安全配慮義務を免れる可能性や労働者に過失相殺が認められる可能性が低いとはいえ、ストレスチェックや面接指導の適切な実施が労働者のメンタルヘルス不調の防止に役立つことには変わりはありません。根気強く、かつ適切なストレスチェックや面接指導への勧奨を心がけましょう。

3 面接指導に先立つ留意点

Q 59 面接指導に先立って、事業者が面接指導を実施する医師に協力すべき事項はあるでしょうか。また、あらかじめストレスチェック結果の提供に同意していない労働者が面接指導の実施を申し出た場合、事業者は当該労働者につき改めて同意を確認すべきでしょうか。

A 事業者からは、面接指導を実施する医師に対して、あらかじめ労働者に関する情報を提供する必要があります。

また、面接指導の申出をした労働者に関しては、ストレスチェック結果の提供に同意をしたものとして取り扱って差支えありません。

【解説】

1. 面接指導に先立つ情報提供

面接指導は、その後の就業上の措置を見据えて行われることからも、労働者から面接指導の申出がなされた場合、面接指導を実施する医師が当該労働者の就労状況に関し詳しく把握しておく必要があります。

そのため指針8(3)では、当該労働者の勤務の状況及び職場環境等を勘案した適切な面接指導が行われるよう、事業者は、面接指導を実施する医師に対し、あらかじめ当該労働者に関する労働時間、労働密度、深夜業の回数及び時間数、作業態様並びに作業負荷の状況等の勤務状況並びに職場環境等に関する情報を提供するよう求められています。

面接指導を申し出る労働者の中には、面接指導の実施者とはいえ、自身の就労状況に関する情報が当該医師に提供されていることを想定していない労働者もいるかもしれません。後の無用なトラブルを防止するためにも、労働者に対する面接指導に関する案内の通知や勧奨文書には、面接指導を申し出た場合には就労状況に関する情報が事業者から面接指導を実施する医師に提供される旨を注意書きとして明記しておくことが望ましいでしょう。

2. 面接指導の申出に伴うストレスチェック結果の提供

ストレスチェック結果は受検者たる労働者個人の機微情報に当たり、事業者は、ストレスチェックの実施前又は実施時に労働者の同意を取得してはならず、労働者本人へのストレスチェック結果の通知以後に同意を取得しなくてはなりません（Q37参照）。

一方で、面接指導を申し出た労働者に関しては、その者が事前にストレスチェック結果の提供につき同意していない場合であっても、面接指導の申出をすることにより自身が面接指導対象者に該当している旨を事業者に伝えている以上、事業者に対する当該ストレスチェック結果の開示についても同意したものと考えることができます。

そのため、指針11⑶においても、ストレスチェックを受けた労働者が、事業者に対して面接指導の申出を行った場合には、その申出をもってストレスチェック結果の事業者への提供に同意がなされたものとみなして差し支えないとされています。

もっとも、念のため、ストレスチェック結果の通知、面接指導に関する案内の通知や勧奨文書において、面接指導を申し出た場合にはストレスチェック結果が事業者に提供される旨を明記し、面接指導の申出があった際にも、改めて、事業者から労働者に対し、ストレスチェック結果を取得する旨を伝えておくことが望ましいでしょう。

実務上のワンポイント

ストレスチェック結果や就労状況に関する情報は、秘匿性の高い個人情報です。指針において労働者本人の同意を要しないとされる場合であっても、労働者に対し、面接指導を申し出た場合の個人情報の取り扱われ方について事前に通知しておきましょう。

Q 60　ストレスチェックの実施は当社の産業医にお願いしましたが、メンタルヘルスの専門知識を有していないことから、面接指導は懇意にしている外部の医師にお願いしようと考えています。産業医でない医師が面接指導を担当しても差し支えないでしょうか。

また、メンタルヘルスに関する専門知識がない医師が面接指導を担当しても差し支えないでしょうか。

A　面接指導の実施は産業医に担当してもらうことが望ましく、外部の医師に委託する場合であっても、産業医資格を有する医師に委託することが望まれます。

また、担当医師においては、必ずしもメンタルヘルスに関する専門知識を有していることを要しません。

【解説】

1.　面接指導の実施者

面接指導に関しては、ストレスチェックの場合と異なり、実施者が医師に限定されています（労安法66の10Ⅲ）。

面接指導を実施する医師としては、当該事業場の産業医又は事業場において産業保健活動に従事している医師が推奨されています（マニュアル65頁）。これは、面接指導が就業上の措置を見据えて実施されることから、当該事業場について精通している医師により行われることが望ましい、という判断に基づくものと考えられます（通達第3の4⑵参照）。

面接指導の実施を外部の医師に委託することは禁じられていませんが、その場合も、上記理由から、産業医資格を有する医師に委託することが望ましいでしょう。

なお、ストレスチェックの実施者と面接指導の実施者が同一である必要はなく、両者が異なることもありえます（Q&A 12-1）。

2. メンタルヘルスに関する専門知識の要否

面接指導はメンタルヘルスの診断や治療を目的とするものではなく、あくまで労働者のメンタルヘルス不調の一次予防を目的とします。そのため、必ずしも精神科医や心療内科医等のメンタルヘルスに関する専門医が面接指導を担当する必要はありません。

もっとも、労働者の状況如何では、専門医療機関への受診勧奨の要否の判断や、緊急の対応を迫られるケースがありうることからすると、担当医としても、メンタルヘルスに関する知識を有しておきたいところでしょう。

この点に関して、産業保健総合支援センターでは、医師向けの研修も実施しています。有意義な面接指導を実施するためにも、メンタルヘルスに関して必ずしも明るくない産業医は、当該研修を受講しておくことが望ましいでしょう。

【面接指導の実施者】

- 当該事業場で働く産業医である必要があるか
  - ➡ **必ずしも当該事業場で働く産業医である必要はないが、産業医資格を有する医師であることが望ましい**
- メンタルヘルスに関する専門知識を有していなくてはならないか
  - ➡ **必ずしもメンタルヘルスに関する専門医である必要はない**

実務上のワンポイント

外部の医師に面接指導の実施を委託する場合においても、産業医を共同実施者とすることで、その後の意見聴取や就業上の措置が有意義なものとなります。

Q 61 当社は従業員20人の小規模企業ですが、法改正に合わせ、ストレスチェックや面接指導を行いたいと考えています。当社は産業医を有していませんが、誰に面接指導をお願いすればよいでしょうか。また、費用の援助はあるでしょうか。

A 従業員50人未満の事業場については、産業保健総合支援センターの地域窓口を利用して、産業医資格を有する医師に実施を委託することができます。

また、同じく産業保健総合支援センターを通じ、助成金という形で費用援助を受けることもできます。

【解説】

1. 面接指導の実施費用

従業員50人未満の事業場については、産業医や衛生委員会等の設置が義務付けられておらず、ストレスチェックや面接指導の実施も、当分の間、努力義務にとどまるとされています。

産業医を有しない事業場が任意でストレスチェックや面接指導を実施する場合、産業保健総合支援センターを利用し、産業医資格を有する医師に実施を委託することができます。

2. 助成金による費用援助

従業員50人未満で、労働者健康福祉機構が設ける一定の条件を満たす事業場については、事前の届出に従い同じく産業保健総合支援センターを通じ、助成金の支給を受けることができます。

実務上のワンポイント

詳しくは、最寄りの産業保健総合支援センターに問い合わせてみてください。

4 面接指導の実施方法

Q 62 面接指導の実施方法を教えてください。また、面接指導を電話にて実施することはできるでしょうか。

A 面接指導に関しては、労働者への確認事項、実施時期等が法令上定められています。

また、面接指導は対面で実施することが必要であり、電話での実施は認められません。

【解説】

1. 労働者への確認事項

面接指導の実施者は、面接指導の実施にあたって、以下のとおり、労働安全衛生規則第52条の９の各号に掲げるストレスチェックの項目（①～③）のほか、④～⑥について確認を行わなくてはなりません（規則52の17）。

① 職場における当該労働者の心理的な負担の原因に関する項目
② 当該労働者の心理的な負担による心身の自覚症状に関する項目
③ 職場における他の労働者による当該労働者への支援に関する項目
④ 当該労働者の勤務の状況
⑤ 当該労働者の心理的な負担の状況
⑥ 前号に掲げるもののほか、当該労働者の心身の状況

もっとも、項目①～③の確認は、当該労働者のストレスチェック結果を確認することで足ります（通達第３の４(3)参照）。

2. 面接指導の実施時期、実施場所

面接指導は、労働者による申出があった時から概ね１か月以内に実施しなくてはなりません（規則52の16、前掲通達第３の４(2)）。

また、実施場所に関しては、秘密が守られ、労働者がリラックスして受けられる場所が望まれます。もっとも、過度に閉鎖的な空間は、労働者への心理的圧迫を引き起こし、かえって後々のトラブルに繋がりうることから、推奨されていません（マニュアル68頁）。

3. 医学上の指導

面接指導を実施する医師は、事前に事業者から提供を受けた勤務状況及び職場に関する情報や確認事項に関する聴き取りを踏まえ、労働者のストレス状況を評価し、その上で当該労働者に対し、医学上の指導を行うことが求められます。具体的には、実施者は、ストレス対処技術の指導及びストレスへの気付きやセルフケアに関する保健指導を行うとともに、必要に応じて、受診指導（専門機関の受診の勧奨と紹介）を行うことが求められます（マニュアル67頁）。

4. 対面による実施

面接指導は原則として医師と労働者の対面によって実施されることを要します。しかし、医師が事業場の産業医である場合や、当該事業場の日常的な健康管理を担当している、また過去１年以内に当該労働者に面接したことがある、などがあり、使用する映像機器において精細な画像と明瞭な音声再現が可能であり、医師側が労働者の状況を十分に把握できる場合には、テレビ電話等のICT（情報通信技術）を用いることも許容されます。実際に、ICTを用いた面接には、時間や場所の融通性、迅速性、情報保護の確実性、再実施性等の利点も認められます。

また、厚労省は、労働者におけるストレスの状況等を確認しがたいこととして、電話による面接指導を認めていません（Q&A 12- 4参照）。しかし、面接指導の必要度や緊急性が高いと思われるケースにおいて、面接指導以前に電話にて医師と当該労働者とが会話をすることは、労働者の不安を低減させ、労働者が医師から適切かつ迅速な医療アドバイスを受ける上で効果的であるとも考えられるところです。

対面による面接指導やICTを用いた面接指導に先立ち医師が電話にて労働者と会話をすることの有用性は、今後、医学的側面から改めて検討される必要があるでしょう。

5. 面接指導の結果の記録

面接指導を経て、事業者は、前記①～⑥のほか、⑦実施年月日、⑧当該労働者の氏名、⑨面接指導を行った医師の氏名、⑩就業上の措置に関する医師の意見を記載した当該面接指導の結果の記録を作成して、これを5年間保存しなくてはなりません（規則52の18）（※詳しくはQ72参照）。

実務上のワンポイント

面接指導は、就業上の措置を講じるために必要な手続きであるとともに、労働者にとっては貴重なカウンセリングの機会でもあります。面接指導を受けた労働者が満足をして終えられるよう、リラックスできる環境づくりに努めましょう。

Q 63 面接指導において、担当する医師としてはどのように対応すべきでしょうか。また、面接指導を進めるなかで、必要と思われる場合には専門家への受診勧奨はすべきでしょうか。さらに、面接指導を担当するに際して、医師として知っておくべき裁判例等があれば教えてください。

A 面接指導の目的は治療や診断を行うことでなく、当該労働者を取り囲む労働要因や人間関係について確認をし、それらの影響の結果として体調がどのような状態となっているか、というアセスメントを適切にすることが重要です。したがって、面接指導の具体的な流れとしては、通常の外来での問診に似ていて、主訴を聴いた後に、その他の愁訴についてもストレスチェックの結果を参考にしながら聴取し、次に本人の勤務に関する要素や職場の人間関係等について聴いていくという順番が整理しやすいでしょう。このように体調不良の程度と関係する要因との関連を把握して、傷病発生の防止または症状悪化を防ぐための就業措置の実施へと進むことが大切です。また、面接指導にて、体調不良の程度が相当程度に進行し専門医による判断が必要と思われる場合には、受診勧奨をすることが必要です。なお、面接時において、下記裁判例のような侮辱的、脅迫的言辞やセクハラに当たるような言動をしないことは言うまでもありません。

【解説】

1. 面接指導の受診勧奨

面接指導の実施義務は「事業者」が負っていますが（規則52の16Ⅱ）、実際に行うのは「医師」とされていますので（規則52の17Ⅰ）、面接指導は医師の責任・裁量において実施することになります。

その際、医師が、当該労働者が相当程度に心理的な不安状態にある等の判断をするとき、医師はさらに専門的な医療判断を受けるよう受診を勧めることが適当です。

2. 知っておくべき裁判例等

医師が不適切な発言を行った場合の参考となる裁判例として、大阪地判平成23年10月25日判時2138号81頁があります。これは、自立神経失調症により休職中の労働者に対する職場復帰の支援等を目的する面談において、産業医が休職中の労働者に対して「それは病気やない、それは甘えなんや」「薬を飲まずに頑張れ」「病気を作り出してるんは君自身や」等と述べたところ、症状が悪化し、精神的苦痛を被ったとして産業医に対して慰謝料を請求された事案において、「面談に際し、主治医と同等の注意義務までは負わないものの、作業意図して合理的に期待される一般的知見を踏まえて、面談相手である原告の病状の概略を把握し、面談においてその病状を悪化させるような言動を差し控えるべき注意義務を負って」おり、「安易な激励や、圧迫的な言動、患者を突き放しての自助努力を促すような言動」は当該注意義務に違反するとして、30万円の慰謝料を認めたものです。

面接指導をどのように進めるかについては、現実には各医師の知見等に基づいた裁量的な判断に任されています。一般的な医療水準と比して、あまりに稚拙な内容であったり、対面作法において不適切な部分があったりすれば、当該労働者から批難を受ける可能性があります。それは日常の診療においても不法行為責任（民法709）を問われるのと同様です。

実務上のワンポイント

面接指導は、診断や治療を予定しているものではありませんが、対象者が高ストレス者であることに留意して、通常の診療と同様、威圧的、高圧的態度と受け取られないように注意して、穏やかな態度で臨みましょう。

Q 64　面接指導を就業時間外で実施したいと考えていますが、その際、賃金を支払わないということはできますか。
逆に、面接指導を就業時間中に行う場合、対象者が持ち場を離れることになるので、対象者が面接指導を受けることを事前に上長に伝えておきたいと思いますが、問題はありますか。

A　面接指導は、原則として就業時間中に実施することが望まれます。
実施費用は事業者の負担であり、面接指導に要した時間についても、賃金を支払うことが望ましいでしょう。
面接指導を受けるためにやむをえず持ち場を離れなくてはならないことを想定し、管理職たる上長の理解を得ておくことが必要です。

【解説】

1.　面接指導の実施費用

ストレスチェックや面接指導は、法律により実施義務を事業者に課すものである以上、その実施費用は事業者において負担されなくてはなりません（Q&A 1-5参照）。

2.　実施時間帯、賃金の支払い

面接指導は、原則的に就業時間内に設定する必要があります（マニュアル65頁）。労働者が特段の負担なく面接指導を受けられるようにするためですが、秘密の保護等の観点から、就業時間内における実施がかえって労働者の負担になる場合も想定されるところです。そのような場合においては、就業時間外に実施することも考えられます。いずれにせよ、労働者が面接指導を受けやすい環境づくりに配慮し、柔軟に実施日時を設定することが求められます。

面接指導を受けるのに要した時間に対する賃金の支払いに関しては、労使間協議により決める内容ではありますが、労働者に特段の負担を与えないという観点から、就業時間内外に関わらず、賃金を支払うことが望ましいでしょう。この点に関しては、一般検診と同じような取扱いとすることが望まれます。

もっとも、面接指導においては、再面談や、専門機関への受診の勧奨等を行うこともあり、1回の面談で手続きが完結するとは限りません。そのため、労使協議においては、面接指導が複数回に及ぶ場合の賃金の支払いや、面接指導で紹介を受けた専門機関を受診する場合の費用負担等についても、あらかじめ取り決めておくことが、後々のトラブル防止に繋がるでしょう。

3. 職場内での理解

面接指導を就業時間中に実施する場合、やむをえず持ち場を離れなくてはならず、周囲の者に違和感を与えることが想定されます。

そこで、その理由を必ずしも伝える必要はありませんが、職場の上司等の理解を得ておく必要があります（マニュアル65頁）。

事業者としては、あらかじめ管理職クラスの従業員に対して、面接指導の実施により従業員が就業時間中に持ち場を離れる場合がありうることについて理解を求める機会を設けることが望まれます。また、当該管理職クラスの従業員も、実際に部下から面接指導を受けるため持ち場を離れる旨の連絡を事前に受けた場合には、その部下が面接指導対象者であることが他の者に把握されないよう、違和感なく持ち場を離れられる環境づくりを心がける必要があります。

実務上のワンポイント

面接指導の日時、場所の設定に関しては、労働者にとって負担のない、柔軟な運用が求められます。

5 面接指導の結果についての医師からの意見の聴取

Q 65 意見聴取の方法を教えてください。

A 事業者は、面接指導を行った医師から、就業上の措置に関する意見として、就業区分やその内容に関する医師の判断や、必要に応じて職場環境の改善に関する意見を聴取する必要があります。

【解説】

1. 意見聴取の時期

医師からの意見聴取は、面接指導が行われた後、遅滞なく行わなければなりません（規則52の19）。この「遅滞なく」とは、概ね１か月以内をいうものとされています（通達第３の４(2)参照）。

2. 聴取すべき意見の内容

事業者は、面接指導を行った医師から意見を聴取することが必要です。医師は、面接指導を通して、当該労働者の①勤務の状況（職場における心理的な負担の原因、他の労働者による支援の状況等）、②心理的な負担の状況、③その他心身の状況、を確認するとともにそれらへの対処として、④心理的負担の状況に応じた医療の必要性、⑤勤務と健康状態との関連性の推定、⑥勤務が原因となっている場合には回避や軽減させる方法、等について検討し判断する必要があります。

3. 意見聴取の内容

指針によれば、意見聴取においては、事業者は医師に対して以下の事項を含む、就業上の措置に向けての意見を聴くものとされています。

ア　下表に基づく就業区分及びその内容に関する医師の判断

就業区分		就業上の措置の内容
区分	内容	
通常勤務	通常の勤務でよいもの	—
就業制限	勤務に制限を加える必要のあるもの	メンタルヘルス不調を未然に防止するため、労働時間の短縮、出張の制限、時間外労働の制限、労働負荷の制限、作業の転換、就業場所の変更、深夜業の回数の減少又は昼間勤務への転換等の措置を講じる。
要休業	勤務を休む必要のあるもの	療養等のため、休暇又は休職等により一定期間勤務させない措置を講じる。

イ　必要に応じ、職場環境の改善に関する意見（指針より抜粋）

また、医師は、意見を述べるにあたっては、就業上の措置に関する内容にとどまらず、必要に応じて、作業環境管理、作業管理、健康管理の徹底、セルフケアやラインケアに関する労働衛生教育の充実、過重労働対策やメンタルヘルスケア体制の確立等、労働安全衛生管理体制の見直しなどについての意見を含めることも望ましいとされています（マニュアル81頁）。

実務上のワンポイント

労働者のメンタルヘルスの不調は、職場内の人間関係に起因する場合が少なくありません。医師としては、人事労務担当者と連携しながら、慎重に職場環境の改善に関する意見を述べる必要があるでしょう。

Q 66 当社では、産業医ではなく外部の医師が面接指導を実施しました。この場合、面接指導を実施した医師のみから意見を聴取すれば足りるでしょうか。

A 事業者の意見聴取については、面接指導を実施した医師から行うことが適当です。

また、面接指導を実施した医師が産業医ではない場合には、必ずしも労働者の勤務状況や職場環境など、当該事業場の職場状況を把握していないこともあるので、面接指導を実施した医師のみでなく、産業医からも意見を聴取することが望ましいといえます。

【解説】

1. 事業者の意見聴取とは

事業者の意見聴取は、労働安全衛生法第66条の10第５項に規定されており、事業者にその実施が義務付けられています（Q65参照）。

これは、メンタルヘルス不調の発生や悪化を防止する目的から、事業者の責任として、面接指導の結果を踏まえて、必要に応じて、労働者に対して就業上の措置を実施することが求められるからです。

2. 意見を聴取する医師

事業者による医師への意見聴取は、面接指導を実施した医師に対して行うのが適当です。

この点、医師からは、面接指導にて聞き取られた、診断名や検査値、具体的な愁訴の内容等についての説明はなく、医師から事業者に与えられる情報は限定されたものになりますが、就業上の措置との関係性がわかる程度の説明がなされることになります。

3. 産業医からの意見の聴取

外部の医師は、必ずしも労働者の勤務状況や職場環境など、当該事業場の職場状況を把握していない可能性があります。

そこで、事業者は、就業上の措置の必要性の有無や講ずべき措置の内容について、より適切な配慮をするために、当該事業場の状況をよく把握していると考えられる産業医からも、意見を聴取することが望ましいといえます（マニュアル80頁参照）。

なお、産業医は、自らがストレスチェックや面接指導を実施するか否かに関わらず、定期的な職場巡視、衛生委員会への出席、当該事業場の労働者の健康診断のデータ分析、過重労働者の面接等を通じて、当該事業場の特徴を普段から把握しておく必要があります。

【外部機関の医師が面接指導を実施した場合】

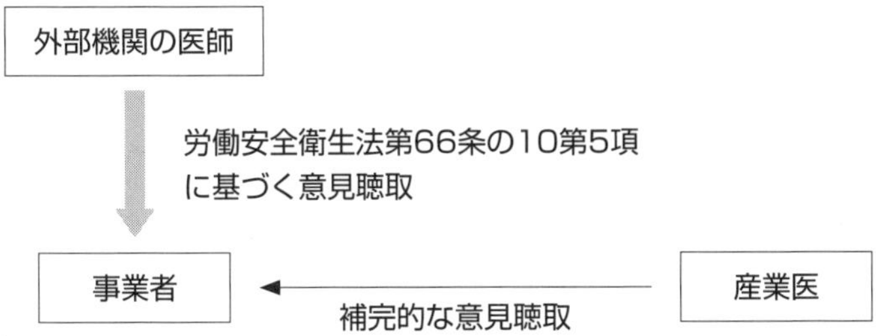

実務上のワンポイント

面接指導については、産業医ではなく、外部の医師に委託することも考えられますが、その際には、当該医師から意見を聴いた上で、補完的に産業医からも意見を聴取することが望ましいでしょう。

6 就業上の措置の決定

Q67 就業上の措置にはどのようなものがありますか。

A 就業上の措置には、労働時間の短縮、出張の制限、時間外労働の制限、労働負荷の制限、作業の転換、就業場所の変更、深夜業の回数の減少または昼間勤務への転換、休暇・休職等があります。

【解説】

1. 就業上の措置とは

事業者には、面接指導を行った医師の意見を勘案し、その必要があるときは、適切な就業上の措置を講じることが義務付けられています。

労働安全衛生法

第66条の10

6 事業者は、前項の規定による医師の意見を勘案し、その必要があると認めるときは、当該労働者の実情を考慮して、就業場所の変更、作業の転換、労働時間の短縮、深夜業の回数の減少等の措置を講ずるほか、当該医師の意見の衛生委員会若しくは安全衛生委員会又は労働時間等設定改善委員会への報告その他の適切な措置を講じなければならない。（※下線は筆者による）

条文上に列挙された事項に加え、医師より「勤務を休む必要のあるもの」と判断された場合には、就業上の措置として、療養のために休暇又は休職を命じることも考えられます。

その一方で、職務負担の公平性や職場倫理の維持の観点から、当該労働者の心理的不調に注意が行きすぎて、措置内容がオーバーアクションとならないようにするバランス感覚も必要です。

このためにも、事業者は、面接指導を行った医師との意見交換をしっかりと行うことが大切です。

2. 就業上の措置の決定と労働者への説明

上記のように、事業者は、就業上の措置をとる前提として、面接指導を行った医師から意見を聴取すべきですが、決定するにあたっては、あらかじめ当該労働者の意見を聴き、十分な話し合いを通じてその労働者の了解が得られるよう努めるべきです。

また、この面談が適切に行われるために、事業場の産業医等の同席を求めることが適当です。産業医等の同席があることで、情報管理が徹底され信頼感も高まり、これにより当該労働者の不安感等も低減できると考えられます。

3. 就業上の措置の実施の留意点

就業上の措置を実施する際には、産業医や産業保健スタッフ、人事労務管理部門との連携が大切です。

また、就業上の措置を実施する際には、労働者が勤務する職場の管理監督者の理解を得ておくことが不可欠ですので、事業者は、管理監督者に対して、労働者のプライバシーに配慮しながら、当該措置の必要性とその内容について適切な理解が得られるように説明することが重要です。

実務上のワンポイント

就業上の措置については、労働者のストレス状態に応じて、適切な措置がとられるべきですが、その決定においては、労働者の理解を得ることが目的を達成するためにも重要です。また、実施にあたっては、産業医や産業保健スタッフ、当該労働者の上長（管理監督者）との連携を図る必要があります。

Q 68　面接指導を実施した医師の意見において、就業上の措置をとることが求められていたにもかかわらず、就業上の措置をとらなかったことによって、当該従業員が精神疾患に罹患した場合、会社にはどのような法的責任が生じるでしょうか。

A　医師からの意見聴取の結果、就業上の措置をとることが求められていたにもかかわらず、事業者がこれを怠り、これに起因して労働者が精神疾患を発症したり、増悪させたりした場合には、事業者は、安全配慮義務違反又は不法行為に基づく損害賠償責任を負うことになります。

【解説】

1.　事業者の就業上の措置をとる義務

労働安全衛生法第66条の10第６項により、事業者は、面接指導を行った医師の意見を勘案し、その必要があるときは、適切な就業上の措置を講じることが義務付けられています。

2.　安全配慮義務

事業者は、労働契約に伴い、労働者がその生命、身体等の安全を確保しつつ労働することができるよう、必要な配慮をすることが求められており（労契法５）、安全配慮義務を負っています。

この安全配慮義務の一環として、事業者には、労働者が精神疾患を発症したり、悪化させたりしないように配慮する義務があります。

したがって、医師からの意見聴取の結果、事業者に対して、就業上の措置をとることが求められていたにもかかわらず、当該措置をとらなかった場合には、安全配慮義務に違反すると考えられます。

3. 損害賠償請求について

損害賠償請求の内容については、治療費や休業損害、逸失利益や慰謝料などがあげられます（下記表参照）。

そして、精神疾患の治療が長期間に及んだ場合や労働者が自殺してしまった場合には、休業損害や逸失利益が非常に多額になることが多いといえます。

例えば、労働者が長時間労働によりうつ病に罹患し自殺したケースである電通事件（最判平成12年３月24日民集54巻３号1155頁）では、第一審において、事業者に対して１億2600万円の損害賠償責任を認める判決がなされており、類似の事案においても、１億円を超える損害賠償責任が認められたものもあります（音更町農業協同組合事件：釧路地裁帯広支判平成21年２月2日労判990号196頁）。

【損害として考えられる項目】

- 治療費
- 通院交通費
- 休業損害（休職により、賃金を受け取っていない場合）
- 逸失利益（死亡した場合や後遺症が生じた場合）
- 慰謝料（死亡事例においては、遺族固有の慰謝料も）
- 弁護士費用

（●上記項目に対する遅延損害金（年５％））　　　　など

実務上のワンポイント

事業者は、多額の損害賠償義務を負う可能性があることを認識し、医師の意見に従った適切な就業上の措置を迅速に行う必要があります。

Q69 事業者が労働者に対し医師の意見に基づいて就業上の措置として配転命令を行ったものの、当該労働者がこれを拒んだ場合、就業規則に従って懲戒処分を下すことはできますか。

A 労働者が正当な理由なく配転命令を拒んだ場合には、就業規則に従って懲戒処分を下すことができると考えられますが、事業者としては労働者の理解が得られるよう努力すべきです。また、懲戒処分の内容としては、まずは訓戒等の軽微な処分を行うべきでしょう。

【解説】

1. 懲戒処分の有効性

事業者が懲戒処分を行うためには、以下の要件を満たす必要があるとされています。

(1) 就業規則や個別労働契約において、懲戒規定が存すること
(2) 当該懲戒規定に該当する懲戒事由が存すること
(3) 懲戒処分が社会通念上相当といえること（労契法15）

相当性の判断要素
- 適正手続き（本人の弁明の機会の付与など）
- 処罰対象行為と懲戒処分の均衡
- 平等な取扱い（過去の事例と比較して不相当か否か）

本件でも、上記要件を満たす場合には、懲戒処分の有効性が認められます。この点、本件配転命令が無効であれば、これに従わないことは、少なくとも(2)の懲戒事由を構成しないことになります。

2. 配転命令の有効性

就業規則や労働協約、個別労働契約等において、配転命令について規定

がある場合には、事業者に配転命令権が認められます。

もっとも、就業規則に規定があるとしても、事業者は無制限に配転命令をすることができるわけではなく、権利濫用に当たる場合には、当該命令は無効となります（労契法3Ⅴ）。

判例（東亜ペイント事件：最判昭和61年7月14日労判477号6頁）では、①業務上の必要性が存しない場合、又は②業務上の必要性が存する場合であっても、当該転勤命令が他の不当な動機・目的をもってなされたものであるときや労働者に対し通常甘受すべき程度を著しく超える不利益を負わせるものであるときには、権利濫用に当たると判断しています。そして、ここでいう業務上の必要性については、企業の合理的運営に寄与する点が認められれば足りるとされています。

3. 本件の配転命令

本件の配転命令は、面接指導を実施した医師の意見に基づいてなされたものであり、通常は、上記①②に該当せず、権利濫用には当たらないと考えられます。

もっとも、権利濫用に当たらないとしても、有効な懲戒処分を行うためには、懲戒処分が社会通念上相当といえる必要があります。具体的には、配転命令を拒むことをもって即時に懲戒解雇を行うなどの重い処分をすることはできないものと考えられ、訓戒等の比較的軽微な懲戒処分を行うことが考えられます。

また、配転は、職務内容や就業場所の変更を伴うなど、労働者に不利益を与える可能性もあることから、まずは当該労働者の希望や意向、配転命令を拒む場合にはその理由を聞いた上で、面接指導を実施した医師や産業医の考えなどを伝え、できる限り理解を得るよう努力すべきであって、配転命令を1度拒否したことを理由に、直ちに懲戒処分を行うことは避けるべきでしょう。

実務上のワンポイント

従業員が正当な理由なく配転命令を拒んだ場合には、就業規則に従って懲戒処分を下すことができるといえますが、当該労働者が配転命令を拒む理由を聞いた上で、面接指導を実施した医師や産業医の考えなどを伝え、できる限り労働者の理解が得られるよう努力すべきでしょう。

Q70 事業者が労働者に対し医師の意見に基づいて就業上の措置を行おうとしたところ、当該労働者より、医師の意見とは異なる、主治医からの診断書が提出されました。事業者はどのような対応をとるべきでしょうか。

A 事業者としては、面接指導を行った医師と主治医の意見が異なる場合には、当該面接指導を行った医師の専門分野や労働者及び業務への理解などの事情を考慮して、いずれの意見を採用するかを総合的に判断することになります。

慎重に判断するために、労働者の同意を得て、別の医師に意見を求めることも検討するとよいでしょう。

【解説】

1. 面接指導を行った医師の意見

事業者は、就業上の措置をとるにあたって、面接指導を行った医師の意見を勘案することが求められており（労安法66の10Ⅵ）、基本的には面接指導を行った医師の意見を尊重した就業上の措置をとるべきと考えられます。そして、面接指導を行った医師が産業医ではない場合には、産業医にも意見を求めたほうがよいといえます（Q66参照）。

2. 主治医の診断書

これに対して、当該面接指導を行った医師の意見とは異なる主治医の診断書が提出された場合に、事業者はどのように判断すればよいでしょうか。

この点については、法令や裁判例においても明確な基準はなく、諸般の事情から総合的に判断せざるをえません。

一般論ですが、主治医は、いわゆる専門医として、これまでも対象労働者を診察しており、病状等についても理解していると考えられる一方で、対象労働者の業務内容や職場環境について十分な知識を有しておらず、具体的な業務遂行能力を判断できるかについて疑問がないわけではありません。また、事実上、対象労働者や家族の希望に影響を受けるケースもないわけではありません（「心の健康問題により休業した労働者の職場復帰支援の手引き」13頁〔厚生労働省　中央労働災害防止協会作成〕参照）。

他方で、面接指導を行った医師については、日頃から対象労働者を診察しているわけではなく、必ずしも病状を正確に把握できるかという点で疑問がないわけではありません。また、外部委託をせずに、産業医が面接指導を行った場合には、産業医によっては専門分野ではない可能性もあります。

したがって、基本的には面接指導を行った医師の意見を尊重しつつも、上記事情等に鑑みて、慎重に判断する必要があります。

事業者としては、難しい判断になることも予想されますので、そのような場合には、より慎重に判断するために、労働者の同意を得て、別の専門医に意見を求めることも検討すべきでしょう。

なお、休職していた労働者が、復職可能とする主治医の診断書を会社に提出したが、同社の産業医が復職は困難と判断したため、会社が復職を認めなかった事案において、①産業医が当該労働者の健康診断を行い、平素の診断結果を踏まえていたこと、②産業医が相当精密な検査をしていたこと等から産業医の診断が不当とはいえず、これに従って復職を認めなかった会社の措置は不当とはいえないとした裁判例（カントラ事件：大阪高判平成14年6月19日労判839号47頁）があります。

実務上のワンポイント

面接指導を行った医師の意見と主治医の意見のいずれを優先するかについて明確な基準はなく、事業者としては、医師の経験や知識、業務への理解などの事情から判断せざるを得ません。

難しい判断となることも考えられるため、別の専門医に意見を求めること（セカンドオピニオン）も有益であると思われます。

Q 71 就業上の措置を実施したことによって、労働者のストレス状態に改善が見られた場合には、元の業務内容に戻してもよいでしょうか。また、就業上の措置を講じたことによってかえって状態が悪化した場合には、どうすればよいでしょうか。

A 就業上の措置を実施した後に、労働者のストレス状態に改善が見られた場合には、元の業務内容に戻しても良いと考えられます。もっとも、精神上の不調については、再発する可能性が高いといわれていますので、その場合も、産業医等の意見を聴いた上で、慎重に実施したほうがよいでしょう。

他方、就業上の措置を講じたことによって悪化してしまった場合には、産業医等の意見を聴いた上で、早急に別の就業上の措置を講じる必要があります。

【解説】

労働安全衛生法上は、事業者は、医師等の意見を聴取した後、就業上の措置をとることが義務付けられていますが、措置をとった後の対応に関して特に規定はありません。

もっとも、就業上の措置は、労働者のストレス状態の改善を目的として実施されるものですので、事業者としては、就業上の措置をとり、次回のストレスチェックの結果を待つという姿勢ではなく、対象労働者の状況を確認することが適切であると考えられます。

そして、その際には、産業医や産業保健スタッフ、当該労働者の上長（管理監督者）などの協力を得て、適切なフォローをすることが望ましいといえます。

そのような対応の中で、対象労働者のストレス状態が改善され、又は悪化していることがわかった場合には、事業者はそれにあわせて対応する必要があると考えられます。

その際にも、就業上の措置を採るときと同様、産業医ないし外部の医師と対象労働者が面接を行い、その結果に基づいて、対応したほうが良いでしょう。

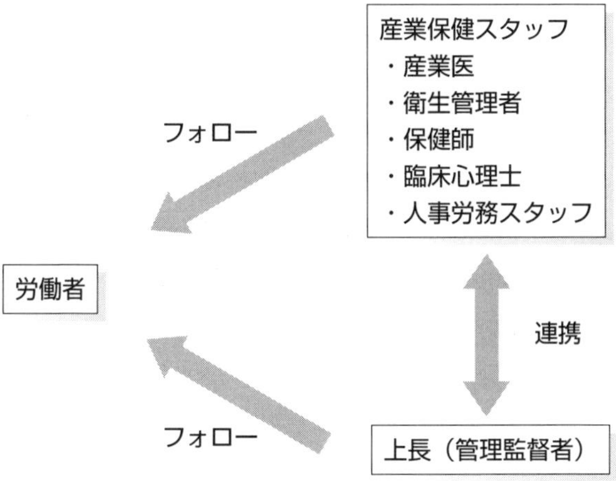

実務上のワンポイント

ストレスチェック制度においては、事業者に就業上の措置をとることが義務付けられていますが、措置をとった後の対象労働者へのフォローも重要であると考えられますので、産業医や産業保健スタッフ、当該労働者の上長（管理監督者）と連携して対応すべきでしょう。

7 面接指導結果の記録の作成及び保存

Q72 面接指導結果の記録の記載事項を教えてください。

A 面接指導結果の記録には、労働安全衛生規則第52条の18第2項及び第52条の17各号で規定される７つの項目（面接指導の実施年月日、当該労働者の氏名、面接指導を行った医師の氏名、当該労働者の健康を保持するために必要な措置についての医師の意見、当該労働者の勤務の状況、当該労働者の心理的な負担の状況、その他の当該労働者の心身の状況）を記載する必要がありますが、その様式については任意に決めてよいものとされています。

【解説】

1. 面接指導結果の記録の記載事項

労働安全衛生規則上、面接指導結果の記録の必要的記載事項については、以下のとおり規定されています。

労働安全衛生規則

（面接指導結果の記録の作成）
第52条の18
1　略
2　前項の記録は、前条各号に掲げる事項のほか、次に掲げる事項を記載したものでなければならない。
　①　実施年月日
　②　当該労働者の氏名
　③　面接指導を行つた医師の氏名
　④　法第66条の10第５項の規定による医師の意見

労働安全衛生規則

> （面接指導における確認事項）
> **第52条の17**
> 医師は、面接指導を行うに当たつては、申出を行つた労働者に対し、第52条の9各号に掲げる事項のほか、次に掲げる事項について確認を行うものとする。
> 一　当該労働者の勤務の状況
> 二　当該労働者の心理的な負担の状況
> 三　前号に掲げるもののほか、当該労働者の心身の状況

2.　面接指導を実施した医師から事業者への情報提供

安全労働衛生規則第52条の18に規定されているように、面接指導の結果に基づいて記録を作成する義務を負っているのは、事業者となります。

そうしますと、作成義務者である事業者に対して、面接指導を実施した医師が情報を提供する必要があります。

もっとも、医師は、面接指導を受けた労働者のプライバシー等に配慮し、事業者に対して、当該労働者の健康を確保するための就業上の措置を実施するための必要最小限の情報に限定して提供することが求められます。

具体的には、診断名や検査値、具体的な愁訴（患者が訴える症状）の内容等の生データや詳細な医学的な情報は提供してはいけないとされています（指針11(5)参照）。

実務上のワンポイント

面接指導結果の記録について、医師は、事業者に対して、労働安全衛生規則上の必要的記載事項について情報提供をする必要がありますが、当該労働者の同意がない限り、当該労働者の健康を確保するための就業上の措置を実施するための必要最小限の情報に限定して提供しなければいけないことに注意が必要です。

＜具体例・様式例＞

本報告書および意見書は、改正労働安全衛生規則の規定（事業者はストレスチェック結果に基づき申し出があり面接指導を行った場合、その結果の記録を作成し、これを5年間保存すること。）に基づく面接指導の結果の記録に該当するものです。プライバシーに留意して、医療情報を加工して記載し事業者に提出しましょう。

面接指導結果報告書 及び 事後措置に係る意見書（例）

面接指導結果報告書					
対象者	（社員番号） 氏名		所属	部	課
			男・女	年齢 歳	
ストレス反応の程度の評価	点数； 点 （57項目／23項目／他）	過去半年間で長時間労働(残業)の有無	0. なし 1. あり		
治療中の心身の疾病	0. なし 1. あり	その他のストレス要因となる勤務状況			
心理的な負担の状況及び心身の状況	0. 所見なし 1. 所見あり（ ）	特記事項	※ストレスの程度の評価や医師判定の背景として特記すべき事項があれば記入する		
面接医師判定	ストレス反応について ※複数選択可	0. 医療措置不要 1. 再面接を要す（時期： ） 2. 現病治療継続 3. 環境等の調整を要す 4. 医療機関紹介			
	ストレスと業務の関連性	0. ほぼなし 1. 関連を疑う 2. 強く疑われる 3. 不明	職場への指導等の必要性	0. 不要 1. 要 ⇒下記意見書に記入	
	就業区分	0. 通常勤務 1. 就業制限・配慮 2. 要休業			
	就業条件や職場環境等の調査の必要性	0. なし 1. あり	調査内容の特記事項		

事後措置に係る意見書		
就業上の措置内容等	主要措置項目（該当に○）	a.労働時間の短縮 b.出張の制限 c.時間外労働の禁止又は制限 d.深夜業の回数の減少 e.昼間勤務への転換 f.作業の転換 g.業務負担の軽減 h.就業場所の変更 j.就業の禁止(休暇・休養の指示) m.その他
	その他の事項	
	詳細内容	
措置期間		＿＿日・週・月 （次回面接予定日 年 月 日⇒面接者 ）
職場環境の改善に関する意見		
上司からのサポートに関する意見		
医療機関への受診配慮等		
その他（連絡事項等）		

医師の所属先	面接実施年月日	年 月 日	
	医師氏名		印

出典：「労働安全衛生法に基づくストレスチェック制度実施マニュアル」（84頁）

Q 73 面接指導結果の記録の保存方法と保存期間を教えてください。

A 保存方法については、労働者の同意を得て取得したストレスチェックの結果と同様に、特に重要な個人情報として、容易にアクセスできない状態で厳重に保管する必要があります。

また、当該記録の保存期間は、作成から5年間とされています。

【解説】

労働安全衛生規則第52条の18第2項及び第52条の17各号により、事業者は、面接指導結果の記録の作成及び保存義務を負っています。

面接指導結果の保存方法については、厚生労働省の作成した指針やマニュアルには記載はありませんが、対象労働者のセンシティブ情報が記載されていることから、ストレスチェックの結果と同様、特に慎重な対応が必要となると考えられます。

この点、ストレスチェックの結果と同様に、紙媒体と電磁的媒体のいずれの方法でも可能と考えられ、それぞれ事業場内のキャビネットやサーバー内等に保管することになりますが、キャビネットについては施錠し、またサーバー内での保管については、パスワード等を設定し、またアクセス権限者を限定するなどし、厳重に管理することが求められます。

なお、面接指導結果については、その内容ももちろんですが、面接指導を受けたこと自体が高ストレス者であることを明らかにするものであることから、面接指導を受けた者であるという事実自体も明らかにならないように配慮する必要があります。

労働安全衛生規則第52条の18第1項により、事業者は、面接指導の結果の記録を作成し、これを5年間保存しなければならないとされています。

実務上のワンポイント

面接指導の結果は、その内容のみならず、面接指導を受けた事実自体が明らかにならないように配慮する必要があり、法令に従って、5年間厳重に管理する必要があります。

Q74 面接指導結果の記録の作成及び保存をしていなかった場合には、事業者に罰則が適用されますか。

A 事業者は、労働安全衛生規則第52条の18第２項及び第52条の17各号により、面接指導結果の記録及び保存義務を負っていますが、面接指導結果の記録及び保存に関しては、罰則は規定されていません。したがって、事業者に罰則は適用されません。

もっとも、事業者が法的義務を負っていることは明らかであり、訴訟等において、当該記録が作成・保存されていなかったことが事業者に不利に働く可能性も考えられますので、罰則の有無にかかわらず、事業者としては、当該義務を履行する必要があります。

【解説】

1. 面接指導結果の記録の作成義務及び保存義務について

Q72、73で述べたように、労働安全衛生規則第52条の18第２項及び第52条の17各号によって、事業者には、面接指導結果の記録の作成及び保存が義務付けられています。

他方で、実施者に対してはそのような規定はなく、実施者は、面接指導結果の記録の作成及び保存義務を負っていないといえます。

2. ストレスチェック制度における罰則

今回のストレスチェック制度の導入にあたり、罰則が適用される事項としては、①ストレスチェック、面接指導の実施の事務に従事した者は、その実施に関して知り得た労働者の情報について守秘義務を負い（労安法104）、この守秘義務に違反した場合（労安法119①）と、②事業者がストレスチェックと面接指導の実施状況を労働基準監督署へ報告することを怠った場合（労安法120⑤、100Ⅰ、規則52の21）のみで、その他については、罰則は定められていません。

したがって、面接指導結果の記録の作成及び保存について、事業者がこれを怠っていた場合であっても、罰則を受けることはありません。

もっとも、事業者は、労働安全衛生規則上、面接指導結果の記録の作成及び保存の義務を負っており、訴訟等において、当該記録が作成・保存されていなかったことが事業者に不利に働く可能性も考えられますので、罰則の有無にかかわらず、事業者としては、当該義務を誠実に履行する必要があります。

【ストレスチェックの結果と面接指導の結果の保存に関する比較表】

	ストレスチェックの結果	面接指導の結果
法律上の保存義務者	①実施者又は実施事務従事者 ②労働者の同意を得て結果を取得した場合の事業者	事業者
事業者の義務	①記録の保存が適切に行われるよう、<u>必要な措置を講じる義務</u> ②保存義務	保存義務
保存期間	①5年間が<u>望ましい</u> ②5年間	5年間

実務上のワンポイント

面接結果の記録の作成及び保存について、事業者が罰則を受けることはありませんが、当該記録を作成及び保存していなかったことが事業者に不利に働く可能性も考えられることから、事業者としては、適切に記録の作成及び保存しておく必要があります。

8 実施状況報告

Q75 ストレスチェックと面接指導の実施状況の報告は、どのように行えばよいのでしょうか。

A 事業者は、１年以内ごとに１回、定期的にストレスチェックと面接指導の実施状況を所轄労働基準監督署に報告しなければいけません。その報告については、OCIR帳票（光学式文字イメージ読取措置に対応した帳票）の様式（様式第６号の２）を使用し、所轄労働基準監督署長に提出する方法で行います。

なお、提出時期については、事業場ごとに設定できます。

【解説】

1. ストレスチェックと面接指導の実施状況の報告とは

労働安全衛生規則上、常時50人以上の労働者を使用する事業者は、１年以内ごとに１回、定期に、心理的な負担の程度を把握するための検査結果等報告書（以下「報告書」という。様式第６号の２）を所轄労働基準監督署長に提出しなければならないとされています。

労働安全衛生規則

> （検査及び面接指導結果の報告）
>
> 第52条の21
>
> 常時50人以上の労働者を使用する事業者は、１年以内ごとに１回、定期に、心理的な負担の程度を把握するための検査結果等報告書（様式第６号の２）を所轄労働基準監督署長に提出しなければならない。

2. 報告書の提出方法

報告書については、所轄労働基準監督署長に対して提出する方法によって行いますが、報告書の様式については、規則に定められており、OCIR

帳票（光学式文字イメージ読取措置に対応した帳票）の様式（様式第６号の２）を使用しなければなりません。

なお、様式第６号の２については、厚生労働省のホームページに掲載されています（http://www.mhlw.go.jp/stf/seisakunitsuite/bunya/koyou_roudou/roudoukijun/anzen/anzeneisei36/index.html）。

3. 報告書の提出時期

報告書の提出時期については、労働安全衛生規則上、「１年以内ごとに１回」とのみ規定されていますので、各事業場における事業年度の終了後など、事業場ごとに設定すればよいとされています（マニュアル100頁）。

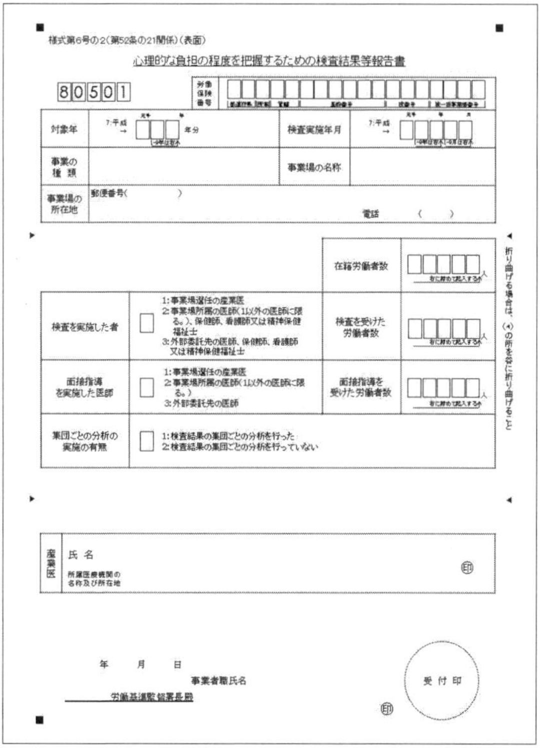

様式第6号の2（第52条の21関係）（表面）

心理的な負担の程度を把握するための検査結果等報告書

80501

労働保険番号

対象年	7:平成 → 年分	検査実施年月	7:平成 →
事業の種類		事業場の名称	
事業場の所在地	郵便番号（　　） 電話（　）		

		在籍労働者数	人
検査を実施した者	1:事業場選任の産業医 2:事業場所属の医師（1以外の医師に限る。）、保健師、看護師又は精神保健福祉士 3:外部委託先の医師、保健師、看護師又は精神保健福祉士	検査を受けた労働者数	人
面接指導を実施した医師	1:事業場選任の産業医 2:事業場所属の医師（1以外の医師に限る。） 3:外部委託先の医師	面接指導を受けた労働者数	人
集団ごとの分析の実施の有無	1:検査結果の集団ごとの分析を行った 2:検査結果の集団ごとの分析を行っていない		

折り曲げる場合は（◀）の所を谷に折り曲げること

産業医　氏名　印
所属医療機関の名称及び所在地

年　月　日
事業者職氏名
労働基準監督署長殿　印

受付印

出典：
「労働安全衛生法に基づくストレスチェック制度実施マニュアル」（101頁）

実務上のワンポイント

実施状況報告書の提出方法については、規則上、所定の様式（様式第６号の２）が定められていますので、こちらを使用して、所轄労働基準監督署長に提出するようにしましょう。

Q76 実施状況報告を行わないことによる罰則はありますか。

A 事業者が所轄労働基準監督署に実施状況報告を行わなかった場合には、50万円以下の罰金に処せられる可能性があります。

【解説】

1. 実施状況報告義務

Q75で述べたように、事業者には、１年以内ごとに１回、定期に、心理的な負担の程度を把握するための検査結果等報告書を提出することが義務付けられています（規則52の21）。

2. 罰則の内容

事業者が上記義務に違反した場合には、労働安全衛生法第120条第５号に基づいて、労働安全衛生法第100条１項の規定による報告をしなかったとして、50万円以下の罰金に処せられる可能性があります。

労働安全衛生法

> 第120条　次の各号のいずれかに該当する者は、50万円以下の罰金に処する。
> 五　第100条第１項又は第３項の規定による報告をせず、若しくは虚偽の報告をし、又は出頭しなかつた者
>
> （報告等）
> 第100条　厚生労働大臣、都道府県労働局長又は労働基準監督署長は、この法律を施行するため必要があると認めるときは、厚生労働省令で定めるところにより、事業者、労働者、機械等貸与者、建築物貸与者又はコンサルタントに対し、必要な事項を報告させ、又は出頭を命ずることができる。

実務上のワンポイント

実施状況報告書の不提出については、50万円以下の罰金に処せられる可能性があるため、忘れずに提出するようにしましょう。

Q 77 面接指導の実施数が少ないことを理由に労働基準監督署から指導を受けることはあるでしょうか。

A ありません。もっとも、適切にストレスチェックを実施していない場合には、指導を受ける可能性があります。

【解説】

1. 労働基準監督署への報告の趣旨

労働安全衛生規則第52条の21において、事業者は、1年以内ごとに1回、定期に、検査結果等報告書（様式第6号の2）を所轄労働基準監督署長に提出しなければならないとされており、その違反について罰則も規定されています。

この趣旨は、法令で義務付けられたストレスチェックが実施されているか、その実施状況を把握するためのものとされています。

2. 労働基準監督署からの指導

労働基準監督署への報告の趣旨が上記のようなものであることに加えて、そもそも面接指導は労働者からの申出に基づいて実施するものであることからしますと、適切にストレスチェックを実施していないということであれば別ですが、単に面接指導の実施数が少ないことを理由に労働基準監督署から指導を受けることはないものと考えられます。

他方で、労働者からの申出があるにもかかわらず、面接指導が全く実施されていないなど、適切にストレスチェックを実施していない場合には、労働基準監督署から指導を受けることはあると考えられます。

実務上のワンポイント

単に面接指導の実施数が少ないことを理由に労働基準監督署から指導を受けることはないと考えられますが、適切にストレスチェックを実施していない場合には、労働基準監督署から指導を受ける可能性があるので、法令や指針に従って、適切に実施するようにしましょう。

9 労働者に対する不利益な取扱いの予防

Q 78 事業者が行ってはいけない不利益な取扱いとはどのような取扱いをいうのでしょうか。

A 不利益な取扱いについては、⑴法の規定により禁止されているものと、⑵その他の禁止されるべきものがあり、後者については、①労働者が受検しないこと等を理由とした不利益な取扱いと②面接指導結果を理由とした不利益な取扱いがあります。

不利益な取扱いの例としては、面接指導の結果を理由として、解雇することや契約の更新をしないこと、退職勧奨を行うことなどが挙げられます。

【解説】

1. 不利益な取扱いの類型

指針によれば、不利益な取扱いには、⑴法の規定により禁止されているものと、⑵その他の禁止されるべきものがあります。

そして、この「不利益な取扱い」とは、単に労働者に不利益がある取扱いを指すのではなく、労働者の健康確保に必要な範囲を超えた不合理な取扱いを指すものと考えられます。

2. ⑴法の規定により禁止されているもの

労働安全衛生法第66条の10第３項において、事業者は、労働者が面接指導の申出をしたことを理由として、不利益な取扱いをしてはならないとされています。

労働安全衛生法

> 第66条の10
> 3　事業者は、前項の規定による通知を受けた労働者であつて、心理的な負担の程度が労働者の健康の保持を考慮して厚生労働省令で定める要件に該当するものが医師による面接指導を受けることを希望する旨を申し出たときは、当該申出をした労働者に対し、厚生労働省令で定めるところにより、医師による面接指導を行わなければならない。<u>この場合において、事業者は、労働者が当該申出をしたことを理由として、当該労働者に対し、不利益な取扱いをしてはならない。</u>
>
> （※下線は筆者による）

3. (2)その他の禁止されるべきもの

指針上、以下の２類型（①労働者が受検しないこと等を理由とした不利益な取扱いと、②面接指導結果を理由とした不利益な取扱い）があるとされています（指針10参照）。

(1)　労働者が受検しないこと等を理由とした不利益な取扱い

ストレスチェック制度は、一次予防を前提とした制度であり、事業者が労働者に対して強制することはできないことから、労働者が受検しないこと等を理由として不利益な取扱いをしてはならないとされています。具体的には、

①　ストレスチェックを受けない労働者に対して、これを理由とした不利益な取扱いを行うこと。例えば、就業規則においてストレスチェックの受検を義務付け、受検しない労働者に対して懲戒処分を行うことは、労働者に受検を義務付けていない法の趣旨に照らして行ってはならないこと

②　ストレスチェック結果を事業者に提供することに同意しない労働者に対して、これを理由とした不利益な取扱いを行うこと

③　面接指導の要件を満たしているにもかかわらず、面接指導の申出を行わない労働者に対して、これを理由とした不利益な取扱いを行うこと

とされています。

(2)　面接指導結果を理由とした不利益な取扱い

①　措置の実施にあたり、医師による面接指導を行うこと又は面接指導

結果に基づく必要な措置について医師の意見を聴取すること等の法令上求められる手順に従わず、不利益な取扱いを行うこと

② 面接指導結果に基づく措置の実施に当たり、医師の意見とはその内容・程度が著しく異なる等医師の意見を勘案し必要と認められる範囲内となっていないもの又は労働者の実情が考慮されていないもの等の法令上求められる要件を満たさない内容の不利益な取扱いを行うこと

③ 面接指導の結果を理由として、次に掲げる措置を行うこと

(a) 解雇すること

(b) 期間を定めて雇用される者について契約の更新をしないこと

(c) 退職勧奨を行うこと

(d) 不当な動機・目的をもってなされたと判断されるような配置転換又は職位（役職）の変更を命じること

(e) その他の労働契約法等の労働関係法令に違反する措置を講じること

実務上のワンポイント

労働安全衛生法上に規定がある、面接指導の申出をしたことを理由とした不利益な取扱いだけではなく、ストレスチェックが一次予防を目的とするものであることに鑑みて、労働者が受検しないこと等を理由とした不利益な取扱いも行わないように留意しましょう。

コラム　**新型うつ病とは？**

「新型うつ病」という専門用語はありませんが、マスメディア等では、一般的なうつ病の分類に合致しないようなうつ病や抑うつ状態を広く指して使われることもあるようです。世間では以下のような状態をとらえて「新型うつ病」とされることが多いです

- 若年者に多く、全体的に軽症で、訴える症状は軽症のうつ病と判断が難しい。
- 仕事では抑うつ的になる、あるいは仕事を回避する傾向がある。ところが余暇は楽しく過ごせる。
- 仕事や学業上の困難をきっかけに発症する。
- 患者さんの病前性格として、“成熟度が低く、規範や秩序あるいは他者への配慮に乏しい”などが指摘される。

このような症例に対しては、単に薬と休養のみではなく、リワークプログラム（うつ病休職者の復職支援を目的としたリハビリテーション）のような集団の場での治療を行うことも有効な方法とされています。

※『日本うつ病学会』「うつ病Ｑ＆Ａ」：http://www.secretariat.ne.jp/jsmd/qa/pdf/qa4.pdfより。

Q 79　ストレスチェックを受けない労働者又はストレスチェック結果を事業者に提供しない労働者に対して、労働者の健康状態がわからないことを理由に、配置転換することは、指針で禁止される「不利益な取扱い」に当たるでしょうか。

A　ストレスチェックを受けない労働者又はストレスチェック結果を事業者に提供しない労働者に対して、労働者の健康状態がわからないという理由で配置転換することは、実質的にストレスチェックの受検及び結果の提供を強制するものであり、当該配置転換によって労働者が不利益を受けるのであれば、指針で禁止される「不利益な取扱い」に当たると考えられます。

【解説】

1.　不利益な取扱いの禁止

指針において、事業者は、①ストレスチェックを受けない労働者に対して、これを理由とした不利益な取扱いを行うこと及び②ストレスチェック結果を事業者に提供することに同意しない労働者に対して、これを理由とした不利益な取扱いを行うことは禁止されています。

これは、ストレスチェック制度が一次予防を前提とした制度であり、事業者が労働者に対して（結果の提供を含めて）強制することを防ぐ趣旨と考えられます。

2.　本件について

本件では、ストレスチェックを受けない労働者又はストレスチェック結果を事業者に提供しない労働者に対して、配置転換という措置をとっていますが、これが労働者にとって不利益でなければ、特に問題はないと考えられます。

他方で、当該配置転換が労働者に対して不利益となるものであれば、本件では、「労働者の健康状態がわからない」という理由ではあるものの、実質的には、①ストレスチェックを受けない労働者に対して、これを理由とした不利益な取扱いを行うこと、又は②ストレスチェック結果を事業者に提供することに同意しない労働者に対して、これを理由とした不利益な取扱いを行うことと同視できることから、事業者はこれを行うことができないと考えられます（指針10(2)参照）。もっとも、当該配置転換について、その他の正当な理由がある場合には、「不利益な取扱い」に当たらないと考えられます。

また、本件では、労働者の健康状態を確認することなく配置転換しようとしていますが、事業者は、安全配慮義務の一環として、健康状態に問題が生じていると考えられる労働者に対して、産業医等の医師の診断を受けるよう命令することができますので（これについては就業規則上の根拠がなくてもできると考えられます）、事業者には、まずそのような対応をとることが求められます。

この点に鑑みても、「労働者の健康状態がわからない」という理由で一方的に配置転換を行うことは、それによって労働者が不利益を受けるのであれば、合理性がないと判断される可能性が高いといえます。

3. 配転命令権に関する裁判例

なお、配転（配置転換）命令権の行使について、名古屋地判平成19年１月24日労判939号61頁は、使用者（事業者）の安全配慮義務に言及した上で、「…使用者において、労働者の精神状態や異動のとらえ方等から、異動を命じることによって労働者の心身の健康を損なうことが予見できる場合には、異動を説得するに際して、労働者が異動に対して有する不安や疑問を取り除くように努め、それでもなお労働者が異動を拒絶する態度を示した場合には、異動命令を撤回することも考慮すべき義務があるといえる。」と判示しています。

実務上のワンポイント

直接的にストレスチェックを受けないことやストレスチェック結果を提供することに同意しないことを理由とした不利益な取扱いだけでなく、実質的にこれらに該当するとみなされる場合についても、不利益な取扱いに当たります。したがって、「労働者の健康状態がわからない」という理由で配置転換をすることは避けたほうがよいでしょう。

Q80 高ストレス者と判定され医師の面接指導を受けた労働者について、医師の意見では労働時間を短縮すべきとされていましたが、事業者は、当該面接指導の結果を理由として、当該労働者に対して退職勧奨をすることはできるのでしょうか。

A Q78で述べたように、労働安全衛生法第66条の10第３項及び指針において、事業者は、労働者に対し、不利益な取扱いをしてはならないとされており、医師が労働時間を短縮すべきとの意見を述べているにもかかわらず、事業者が当該労働者に対して退職勧奨をすることは、不利益な取扱いに該当するため、できないと考えられます。

【解説】

1. 事業者の適切な就業上の措置をとる義務

Q67で述べたように、労働安全衛生法第66条の10第６項により、事業者は、面接指導を行った医師の意見を勘案し、その必要があるときは、適切な就業上の措置を講じることが義務付けられています。

そして、同法第66条の10第３項及び指針において、事業者は、当該労働者に対し、不利益な取扱いをしてはならないとされており、その具体的な内容のひとつとして、「面接指導結果に基づく措置の実施に当たり、医師の意見とはその内容・程度が著しく異なる等医師の意見を勘案し必要と認められる範囲内となっていないもの…等の法令上求められる要件を満たさない内容の不利益な取扱いを行うこと」が列挙されています（Q78参照）。

2. 本件について

本件については、医師の意見では労働時間を短縮すべきとされていたのに対して、事業者は、そのような措置をとらずに、当該労働者に対して、退職を勧奨しています。
　退職勧奨は、事業者が労働者に対して積極的に退職を求めることをいい、労働時間の短縮とはその内容・程度が著しく異なるものといえます。
　したがって、本件の事業者の措置は、不利益な取扱いに当たるといえ、そのような措置をとるべきではないと考えられます。

実務上のワンポイント

**　必ずしも医師の意見と一致する措置をとることが義務付けられているわけではありませんが、当該意見とその内容・程度が著しく異なる不利益な措置をとることは禁じられていますので、事業者としては医師の意見に従って就業上の措置をとることが重要でしょう。**

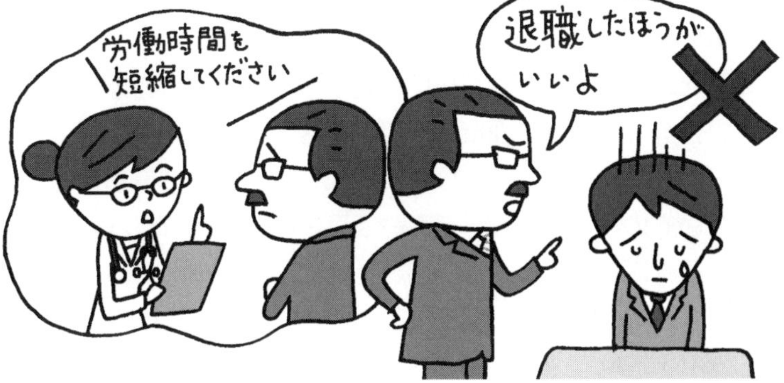

Q81 Q80のケースで、事業者はどのような責任を負う可能性があるでしょうか。

A Q80で述べたように、本件の退職勧奨は不当なものと考えられますので、事業者は不法行為責任に基づく損害賠償責任（民法709）を負う可能性があると考えられます。また、退職勧奨の態様によっては、本件の退職勧奨による退職合意についても無効又は取り消しうるものとなる可能性があります。

【解説】

1. 退職勧奨の違法性

Q78でも述べたように、事業者は、労働者に対して、不利益な取扱いをしてはいけないとされています。ここでいう「不利益な取扱い」とは、単に労働者に不利益がある取扱いを指すのではなく、労働者の健康確保に必要な範囲を超えた不合理な取扱いを指すものと考えられます。

そして、指針において、面接指導の結果を理由として退職勧奨を行うことについて、「一般的に合理的なものとはいえないため、事業者はこれを行ってはならないものとする。」と規定されているところ（指針10(2)）、本件の退職勧奨はこれに該当することから、指針に反するものといえます。

指針に反することをもって、直ちに違法となるものではありませんが（難しい用語を使いますと、指針には法規範性がないとされています）、本件の退職勧奨が不合理であることのひとつの根拠となりえますし、実際上も、面接指導を行った医師が労働時間の軽減を行うべきとしているにもかかわらず、退職勧奨を行うことは、不利益の程度が著しく異なるものといえ、違法となりうると考えられます。

したがって、本件の退職勧奨は、不法行為（民法709）に該当し、当該退職勧奨を行った事業者は損害賠償責任を負う可能性が高いといえます。

2. 退職合意の有効性

また、指針に反することによって直ちに退職合意の効力に影響を与えるものではありませんが、実際になされた退職勧奨の態様によっては、例外的に、無効ないし取り消しうるものとなる可能性もあると考えられます（民法95、96等）。

そして、退職合意が無効又は取り消された場合には、退職しなかったことになるので、就業していなかった期間の賃金について、事業者は、当該労働者に対して、支払うことになると考えられます。例えば、当該労働者が退職後に退職合意の無効を主張し、その後の数か月の法的手続きを経て、労働者の主張が認められた場合には、事業者はその数か月間の賃金について支払わなければならない可能性があると考えられます。

実務上のワンポイント

指針に反する不利益な取扱いをすることによって、事業者には、不法行為に基づく損害賠償責任を負う可能性がある他、退職について合意がなされていたとしてもその態様によっては、無効又は取り消しうるものとなる可能性もあることから、事業者は、就業上の措置を採るに際し、医師の意見に従って、慎重な対応を採る必要があります。

10 労働者の個人情報保護

Q82 ストレスチェックや面接指導の結果が漏えいした場合にはどのような責任がありますか。

A ストレスチェックや面接指導等の結果が漏えいした場合、当該結果を保存していた者が当該労働者に対して損害賠償義務（民法709）を負うことになります。保管場所等にセキュリティ上の問題があった場合には、事業者も責任を負う可能性があります。

また、ストレスチェックの実施の事務に従事した者によって漏えいされた場合には、当該漏えいした者は、守秘義務違反として、6か月以下の懲役又は50万円以下の罰金に処せられる可能性があります。

【解説】

1. ストレスチェックや面接指導の結果の漏洩による損害賠償

ストレスチェックや面接指導の結果について、当該結果を保存していた者が当該労働者に対して損害賠償義務（民法709）を負うことになります（ストレスチェック結果を保存する主体についてはQ44参照）。

また、ストレスチェックの結果の保存に関しては、事業者がその記録の保存場所の指定やセキュリティの確保等必要な措置を講じなければならないとされていますので（指針7(5)）、保存方法や保存場所に問題があったような場合には、事業者も責任を負う可能性があります。

2. 情報漏えいに関する裁判例

情報漏えいに関する裁判例としては、Yahoo!BB顧客情報流出事件（大阪地判平成18年5月19日判タ1230号227頁）があります。

これは、顧客情報として保有管理されていた氏名・住所等が外部に漏えいした事案ですが、裁判所は、会社に対して、1人当たり6000円（慰謝料5000円、弁護士費用1000円）の損害賠償責任を認めました。

また、TBC個人情報流出事件（東京地判平成19年２月８日判タ1262号270頁）では、裁判所は、２次被害（流出対象者に対して迷惑メール等が送信されるなど）を受けた原告１人当たり３万5000円（慰謝料３万円、弁護士費用5000円）の損害賠償責任を認めました。

ストレスチェックの結果は、個人のストレス状態が記載されており、センシティブな情報といえますので、上記裁判例に比べて、より多額の損害賠償責任が認められる可能性が高いといえます。

また、面接指導の結果は、より詳細な情報が記載されているといえますので、さらに情報流出による被害は大きいといえ、より多額の損害賠償責任が認められると考えられます。

3. 守秘義務違反

ストレスチェック及び面接指導の実施の事務に従事した者（実施者やその他の実施事務従事者）については、労働安全衛生法第104条に基づいて、守秘義務が課されています。

労働安全衛生法

第104条　第65条の２第１項及び第66条第１項から第４項までの規定による健康診断、第66条の８第１項の規定による面接指導、第66条の10第１項の規定による検査又は同条第３項の規定による面接指導の実施の事務に従事した者は、その実施に関して知り得た労働者の秘密を漏らしてはならない。（※下線は筆者による）

そして、この守秘義務に違反した場合には、労働安全衛生法第119条１号に基づいて、６か月以下の懲役又は50万円以下の罰金に処せられる可能性があります。

労働安全衛生法

第119条　次の各号のいずれかに該当する者は、６月以下の懲役又は50万円以下の罰金に処する。

一　（略）、第104条又は第108条の２第４項の規定に違反した者（※下線は筆者による）

実務上のワンポイント

保存方法が不適当であったことから多数者のストレスチェックに関する情報が漏えいした場合には、事業者が多額の損害賠償責任を負う可能性もありますので、事業者としては、十分な管理体制をとることが求められます。

Q 83 ストレスチェックの結果を電磁的記録によって保存する場合、その情報管理についてはどのような点に注意すればよいでしょうか。

A ストレスチェックの結果の記録は、「医療情報システムの安全管理に関するガイドライン」の直接の対象ではありませんが、事業者は当該ガイドラインを参照することが望ましいです。

【解説】

1. 電磁的記録によって保存する場合の情報管理

ストレスチェックの結果の記録の保存方法には、紙媒体によるほか電磁的記録による保存があり、電磁的記録により保存する場合は、厚生労働省の所管する法令の規定に基づく民間事業者等が行う書面の保存等における情報通信の技術の利用に関する省令（平成17年厚生労働省令第44号）に基づき、適切な保存を行う必要があるとされています。

また、医療情報に関しては、これを扱う情報システムとその運用等に関わる人・組織を対象とした「医療情報システムの安全管理に関するガイドライン」が定められています。ストレスチェックの結果の記録は当該ガイドラインの直接の対象ではありませんが、事業者は安全管理措置等について当該ガイドラインを参照することが望ましいとされています（指針7(5)）。

2. 情報システムの安全管理に対する方針

「医療情報システムの安全管理に関するガイドライン」においては、医療情報の安全管理について、以下のような視点から対策をとることが要求・推奨されています。

(1) 組織的安全管理対策

- 安全管理対策を講ずるための組織体制の整備（情報システム運用責任者の設置等）

- 安全管理対策を定める規程等の整備・運用
- 医療情報の取扱い台帳の整備
- 安全管理対策の評価、見直し及び改善
- 情報等の外部持出しに関する規則等の整備
- 情報等へリモートアクセスする場合の管理規程の整備
- 事故又は違反への対処

⑵ **物理的安全対策**

- 入退室の管理
- 盗難、窃視等の防止
- 機器、装置、情報媒体等の盗難や紛失防止も含めた物理的な保護及び措置

⑶ **技術的安全対策**

- 利用者の識別及び認証
- 情報の区分管理とアクセス権限の管理
- アクセス記録のチェック
- 不正ソフトウェア対策
- ネットワーク上からの不正アクセス対策

⑷ **人的安全対策**

- 医師等の法令上の守秘義務のある者
- 事務の業務に携わり、雇用契約の下に情報を取り扱い、守秘義務を負う者
- システムの保守業者等の雇用契約を結ばずに業務に携わる者
- 情報にアクセスする権限を持たない第三者
- 外部保存の委託においてデータ管理業務に携わる者

Q 84 労働者の健康情報の保護という観点から、ストレスチェックの結果については、面接指導の申出がない限り事業者へ一切情報開示しないということを事業場ごとで取り決めてもよいのでしょうか。

A 事業場の衛生委員会等で調査審議を行った上で、個々人のストレスチェックの結果について事業者が把握しないとすることは可能です。

この場合、労働者の同意を得る手続きは省略することができ、労働者から医師による面接指導の申出がなされた場合は、事業者へのストレスチェックの結果提供の同意がなされたものとみなすことができます。

【解説】

1. 事業者によるストレスチェックの結果の把握の制限

実施者が事業者に対して、当該労働者に通知する情報と同じ範囲内の情報についてストレスチェックの結果を提供するには、労働者の同意を得なければなりません（労安法66の10Ⅱ）。ストレスチェックの結果そのものではなく、当該労働者が高ストレス者として選定され、面接指導を受ける必要があると実施者が認める旨の情報のみを事業者に提供する場合も、労働者の同意が必要となります。

当該同意は、対象となる労働者に対して結果通知がなされた後に個別に取得される必要があり、衛生委員会等での合意による包括的な同意は認められません。

もっとも、実施者には事業者に結果を提供する義務は課されていません。そのため、労働者の健康情報保護により重点を置いて、事業場の衛生委員会等で調査審議を行った上で、労働者のストレスチェックの結果は事業者へ一切開示しないと取り決めることも可能です。このように取り決めた場合は、労働者からの同意取得手続は必要ありません。なお、この場合でも、労働者から医師による面接指導の申出がなされた場合には、事業者へのストレスチェックの結果提供の同意がなされたものとみなすことができます。

すなわち、ストレスチェックにかかる個人情報が実施者から事業者に提供されるのは、労働者から面接指導の申出があったときのみとなります。

2. 集団ごとの分析結果の活用

集団ごとの集計・分析結果は、個人ごとの結果を特定できない形となるため、事業者へ一切開示しないとの取決めがある場合も、原則として労働者の同意を取らずに実施者から事業者へ提供して差支えありません。ただし、集計・分析の単位が10人を下回る場合には個人が特定されるおそれがあることから、労働者全員の同意が必要となります（マニュアル86頁）。

したがって、労働者からの同意取得の手続きが行われず、事業者に対してストレスチェックの結果の提供が一切行われない場合においても、個々の労働者が特定されない形であれば、実施者から事業者へ集団ごとの集計・分析結果を提供し、職場環境改善のために活用することが可能です。

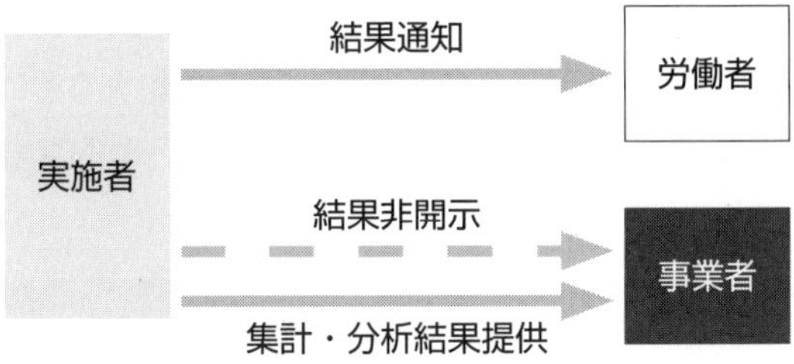

実務上のワンポイント

事業者へ一切情報開示を行わない場合でも、面接指導の申出をもって同意とみなす旨を結果の通知の際に労働者に知らせておくとトラブル防止に繋がります。

Q 85 実施者等は、集団ごとの集計・分析の結果を事業者へ提供するにあたって、労働者の同意を取得する必要はありますか。

A 集団ごとの集計・分析結果は、個人ごとの結果を特定できないため、労働者の同意を取らなくても、実施者から事業者に提供して差支えありません。ただし、集計・分析の単位が10人を下回る場合には、個人が特定されるおそれがあることから、集計・分析の対象となる労働者全員の同意がない限り、集計・分析結果を事業者に提供してはいけません。

【解説】

1. 集団ごとの集計・分析の実施

ストレスチェック制度はメンタルヘルス不調の未然防止を主な目的とする制度であるため、労働者自身のストレスへの気付きを促すだけでなく、結果を踏まえて職場環境の改善に取り組むことも重要です。

そこで、事業者の努力義務として、一定規模の集団ごとの集計・分析及びその結果を勘案した上での当該集団の労働者の心理的な負担軽減への措置を講ずることが定められています（規則52の14）。

2. 実施方法

集団ごとの集計·分析結果は、個人ごとの結果が特定されない形となるため、労働者の同意を取らなくても、実施者から事業者に提供して差支えありません。ただし、集計·分析の単位が10人を下回る場合には、個人が特定されるおそれがあることから、集計·分析の対象となる労働者全員の同意がない限り、集計·分析結果を事業者に提供してはなりません（マニュアル86頁）。

具体的な実施方法は、使用する調査票により異なりますが、「職業性ストレス簡易調査票（57項目）又は簡略版（23項目）を使用する場合は、「職業性ストレス簡易調査票」に関して公開されている「仕事のストレス判定図」（後掲）によることが適当です。また、独自の項目を用いる場合には、「仕事のストレス判定図」を参考としつつ、従来の研究や実践事例を参考としながら各事業者において適切な方法を定める必要があります。

集団ごとの集計・分析結果については、経年変化をみて職場のストレス状況を把握・分析することも重要となります。そのため、事業者は集計・分析結果を５年間保存することが望ましいです（指針９⑴）。

【仕事のストレス判定図】

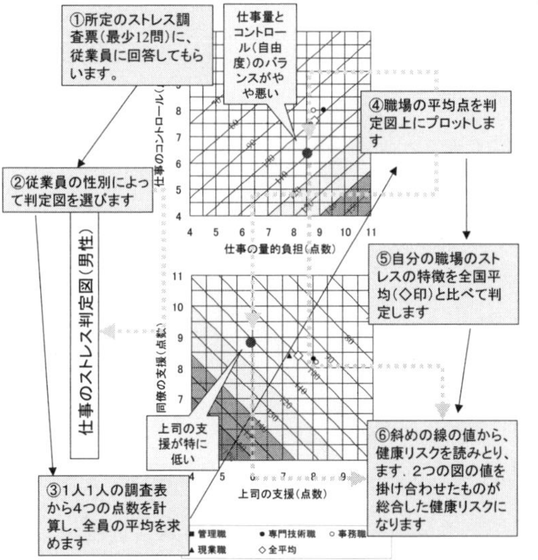
①所定のストレス調査票（最少12問）に、従業員に回答してもらいます。
仕事量とコントロール（自由度）のバランスがやや悪い
④職場の平均点を判定図上にプロットします
②従業員の性別によって判定図を選びます
仕事のストレス判定図（男性）
仕事のコントロール（点数）
仕事の量的負担（点数）
⑤自分の職場のストレスの特徴を全国平均（◇印）と比べて判定します
同僚の支援（点数）
上司の支援が特に低い
⑥斜めの線の値から、健康リスクを読みとり、ます．2つの図の値を掛け合わせたものが総合した健康リスクになります
③1人1人の調査表から4つの点数を計算し、全員の平均を求めます
上司の支援（点数）
■ 管理職
● 専門技術職
○ 事務職
▲ 現業職
◇ 全平均

出典：「労働安全衛生法に基づくストレスチェック制度実施マニュアル」（89頁）

実務上のワンポイント

職業性ストレス調査票には、「仕事のストレス判定図」では使用されない尺度も含まれています。それらの尺度についても、同様に集団の平均値を求めて全国平均と比較することで、より詳細な分析を行うことができます。

また、職場環境把握用の独自の調査・分析を実施した場合、それに一定の科学的根拠がある等すれば、必ずしも法定のストレスチェック結果に基づく集団分析を実施する必要はありません。ただし、この場合、法定のストレスチェックは、規則（規則52の9）で定められた３領域に関する項目を含む調査票で実施することが必要です。

第4章

集団ごとの集計・分析の結果に関する留意事項

Q86 10人を下回る集団において集団ごとの集計・分析を行いたい場合、どのような点に注意する必要がありますか。

A 集団の平均値だけを求める等、個人の特定に繋がりえない方法で実施する場合に限って、10人を下回る単位でも集計・分析結果を事業者に提供することが可能です。また、複数の部署を合わせて対象を10人以上にし、集団分析を行うことも考えられます。

【解説】

1. 集計・分析単位が10人を下回る場合

集計・分析の単位が10人を下回る場合には、匿名であっても個人が特定されるおそれがあります。この場合は、集計・分析の対象となる労働者全員の同意がなければ、集計・分析結果を事業者に提供できません。

この下限人数の10人は在籍労働者数ではなく、実際の受検者数（有効なデータ数）で数えられます。例えば、対象となる集団に属する労働者数が10人以上であっても、その集団のうち実際にストレスチェックを受検した労働者が10人を下回っていた場合は、労働者全員の同意が必要となります。

もっとも、対象が10人を下回る場合に同意が必要とされるのは、集計・分析結果自体から個人の特定に繋がるおそれがあるためです。個人の特定に繋がりえない方法で実施する場合に限っては、10人を下回る単位での集計・分析を行うことは可能です。ただし、この場合は、具体的にどのような方法で実施するかについて、あらかじめ衛生委員会等での調査審議が必要となります。

2. 他の方法

集団ごとの集計・分析は一定規模の集団ごとに行います（規則52の14）。

この「一定規模の集団」とは、「職場環境を共有し、かつ業務内容について一定のまとまりをもった部、課などの集団であり、具体的に集計・分析を行う集団の単位は、事業者が当該事業場の業務の実態に応じて判断するものとすること」とされています（通達）。

したがって、当該集団が10人を下回る場合であっても、複数の部署を合わせるなど、より上位の大きな集団単位で集計・分析を行う等すれば、労働者全員の同意がなくても事業者は集計・分析結果の提供を受けることができます。

【集計・分析の対象単位】

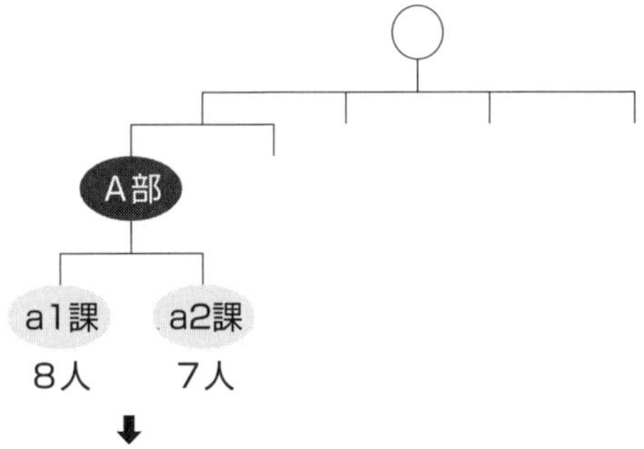

A部（15人）を対象とすれば、労働者の同意なしに集計・分析結果の提供が可能

実務上のワンポイント

対象が10人を下回る場合でも個人が特定されるおそれのない方法としては、例えば職業性ストレス簡易調査票の57項目全ての合計点について、集団の平均値だけを求める等の方法が挙げられます。

Q 87 集団ごとの集計・分析結果は、どのように活用されるのでしょうか。

A 「仕事のストレス判定図」を用いた場合、これにより部・課・グループ等の対象集団が標準集団に比べてどの程度健康リスクがあるのかを判定できます。これをもとに、結果報告会の開催や報告結果に基づく集合研修、管理監督者向け研修の実施、職場環境改善会議の開催等の措置を講じることで集計・分析結果の活用を図っていくことが考えられます。

【解説】

1. 集団ごとの集計・分析結果に基づく職場環境の改善

事業者には、集団ごとの集計・分析の結果を勘案し、その必要があると認めるときは、当該集団の労働者の実情を考慮して、当該集団の労働者の心理的な負担を軽減するための適切な措置を講ずるよう努力義務が定められています（規則52の14）。

集団ごとの集計・分析方法として、「職業性ストレス簡易調査票」に関して公開されている「仕事のストレス判定図」を用いた場合、部・課・グループ等の対象集団が、従前の研究成果から得られている標準集団に比べ、どの程度健康リスクがあるのかを判定することができます。

この結果を踏まえ、事業者は産業医と連携しつつ各職場における業務の改善や研修の実施等の措置を講ずることが期待されます。具体的にどのような措置を講ずるかについて検討するにあたっては、医師、保健師等の実施者やその他の有資格者、産業カウンセラーや臨床心理士等の心理職から意見を聴くとよいでしょう。

2. 活用事例

現在、任意の職場環境把握用の調査・分析を行っている事業者もありますが、そのような事業者における調査・分析の結果活用事例としては、実施報告書の作成、結果報告会の開催、報告結果に基づく集合研修、管理監督者向け研修の実施、職場環境改善会議の開催等が挙げられます。

これらの事例は、法定のストレスチェック制度における集計・分析結果の活用方法を検討するにあたっても参考になります。

【集計・分析結果の活用事例】

(1) 実施報告書作成
① 集計・統計データ作成 ……………………………………29社
② 実績報告書作成 …………………………………………………3社
③ 詳細分析報告書作成 ……………………………………………26社

(2) 報告会実施実績（58社中22社）
① 経営陣への報告会 ………………………………………………4社
② 人事・労務部門のマネジメント層への報告会 ……………11社
③ 産業保健スタッフ向け報告会（事業所別報告会） …………7社

(3) 報告会実施後事例
① 全従業員向けセルフケア研修の実施
② 管理監督者向けラインケア研修の実施
③ 全従業員向けハラスメント研修の実施
④ 職場環境改善会議の開催・実施
⑤ 職場環境改善ワークショップの開催・実施
⑥ 高ストレス者向け「相談窓口案内」メールの送信
⑦ 心理カウンセラーによる高ストレス部署全員面談の実施
⑧ 心理カウンセラーによる高ストレス部署管理監督者面談の実施

（T－PEC株式会社まとめ）

Q 88 集団ごとの集計・分析の結果を、各部署等の成績評価のために、事業場全体で把握することはできますか。

A 集団ごとの集計・分析の結果は、対象となった集団の責任者にとっては、当該事業場内における評価等につながるおそれもあるため、事業場内で無制限に結果を共有することは不適当です。集団ごとの集計・分析結果の共有範囲を含む結果の利用方法については、あらかじめ衛生委員会等で審議の上、社内規程により取扱いを定める必要があります。

【解説】

1. 集団ごとの集計・分析結果の共有範囲

集団ごとの集計・分析結果は個人が特定されるおそれがないことから、労働者の個人情報保護の観点からは、事業者が当該結果を把握することについて基本的に労働者の同意取得等の制約はありません。

もっとも、ストレスチェック制度は、労働者のストレスの程度を把握し、労働者自身のストレスへの気付きを促すとともに、働きやすい職場づくりを進めることによって、労働者がメンタルヘルス不調となることを未然に防止することが主な目的です。したがって、ストレスチェック制度を円滑に実施するためには、ストレスチェックを受検する労働者としての立場だけでなく、当該労働者以外の者にも配慮することが必要となります。

2. 対象集団の管理者等への配慮

集計・分析結果は、その対象となった集団の管理者等（部長、課長、グループ長）にとっては、当該事業場内における人事労務管理・健康管理能力についての評価等に繋がりうる性質の情報といえます。このように集計・分析結果は、管理者等の能力評価の指標として用いられ、当該管理者等に不利益が生じるおそれがあることから、事業場内で無制限に共有することは不適当といえます（指針11(4)イ）。管理者等について集計・分析結果を活用するにあたっては、結果を当該管理者の評価に直接的に用いるのではなく、あくまでも管理監督者向け研修の実施等によることになります。

　集団ごとの集計・分析の方法に加え、集計・分析結果の利用方法や共有範囲についても、衛生委員会等で審議の上、各事業場での取扱いを社内規程として策定し周知しておくことが必要となります。

【情報共有の例】

		従業員本人	管理監督者（直属上司・部門長等）	ストレスチェック実施者（ストレスチェック実施のみ担当）	面接指導実施医師（面接指導のみ担当）	ストレスチェック・面接指導のいずれも担当しない産業保健スタッフ	実施事務従事者	人事労務部門
ストレスチェック受検の有無		○	○	○	○	○	○	○
ストレスチェック受検の結果（面接指導対象該当の有無）	結果提供についての同意なし	○	×	○	×	×	○	×
	結果提供についての同意あり	○	△	○	○	△	○	○
	面接指導の申出あり	○	△	○	○	△	○	○
面接指導の詳細な内容		○	×	×	○	△	×	△
面接指導に基づく就業意見		○	△	×	○	○	×	○
集団分析の結果		※	※	○	△	△	○	○

○：把握・取得可
△：就業上の措置実施等に必要な範囲・内容に限って把握・取得可
×：把握・取得不可

出典：「労働安全衛生法に基づくストレスチェック制度実施マニュアル」18頁

実務上のワンポイント

**　集計・分析結果の共有ルールとしては、健康管理に関係する人事労務部門・産業保健スタッフ以外には原則として非開示とし、職場環境改善の措置を実施する際、情報共有が必要と考えられる部署関係者等をその都度特定し、その対象範囲に限定して開示すること等が考えられます。**

第5章

外部委託の方法 留意点

1　外部委託の方法

Q 89　ストレスチェックや面接指導の実施を外部委託することはできるのでしょうか。

A　ストレスチェックと面接指導の全部又は一部の実施を外部の機関に委託することは可能です。もっとも、産業医等事業場の産業保健スタッフが共同実施者として関与し、外部機関と事業場内産業保健スタッフとの間で密接な連携を行うことが望まれます。

【解説】

1.　外部機関への委託の可否

ストレスチェック又は面接指導の実施は、事業場の状況を日頃から把握している当該事業場の産業医等が実施することが望ましいといえますが、必要に応じてストレスチェック又は面接指導の全部又は一部を外部機関に委託することも可能です（指針12(3)）。外部委託先としては、健康診断機関、メンタルヘルスサービス機関、健康保険組合、病院・診療所等が挙げられます。

2.　留意事項

事業者は、ストレスチェックや面接指導の実施を外部機関に委託する場合には、あらかじめ当該機関が業務を適切に実施できる体制にあるか否か等の確認を行うことが望ましいとされます（指針12(3)）。なお、本社と所在地が異なる事業場において、本社の産業医がストレスチェックの実施者となった場合、当該事業場については、本社の産業医に外部委託されたことになります。

外部機関の要件は特段定められていませんが、具体的な確認事項としては、ストレスチェック制度についての理解や実施体制、ストレスチェックの調査票・評価方法及び実施方法、ストレスチェック実施後の対応、面接指導の実施方法、面接指導後の対応等が挙げられます。なお、外部機関がストレスチェックを実施する場合に、１機関何名までという基準はありません。

また、外部機関に委託する場合にも、産業医等の事業場の産業保健スタッフが共同実施者として関与し、個人のストレスチェックの結果を把握する等、外部機関と事業場内産業保健スタッフが密接に連携することが望まれます。産業医が共同実施者でない場合には、個人のストレスチェックの結果は労働者の個別の同意がなければ当該事業場の産業医も把握することができず、十分な対応を行うことが難しくなる可能性があります。したがって、少なくとも産業医が共同実施者として関与することが望ましいといえます。なお、労働者への面接指導の勧奨については、産業医が共同実施者となっていなければ外部機関の実施者が労働者に面接指導の勧奨をすることになりますが、産業医が共同実施者である場合は、当該産業医が勧奨することが望ましいと思われます（Q19、56参照）。

【外部委託機関】

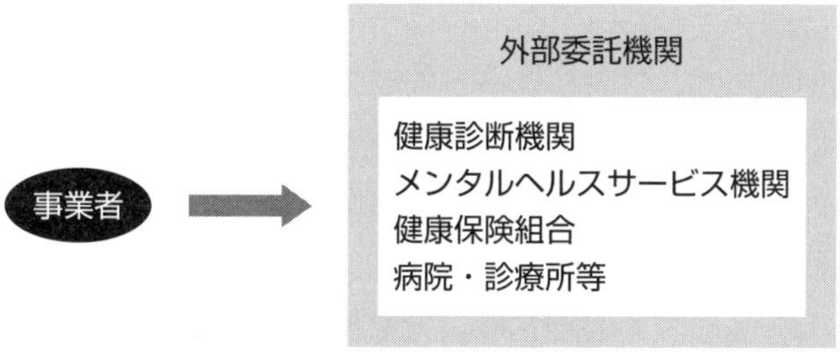

実務上のワンポイント

外部委託を行い事業場の産業医が共同実施者となる場合、産業医は共同実施者として、少なくとも事業者が調査票や高ストレス者選定基準を決めるにあたって意見を述べること、ストレスチェック結果に基づく個々人の面接指導の要否を確認することが必要です。

Q 90 ストレスチェックの実施を外部機関へ委託する場合、どのようなことに留意する必要がありますか。

A ストレスチェックの実施の全部を外部機関に委託し、当該事業場の産業医等が共同実施者にならない場合、委託先外部機関の実施者及び実施事務従事者以外の者は、労働者の同意なくストレスチェックの結果を把握することはできません。委託先とのやり取りに係る窓口の役割を産業医等に担わせる等の連携体制を整えることが望ましいです。

【解説】

1. ストレスチェック実施の全部委託

事業者がストレスチェックの実施の全部を外部機関に委託し、当該事業場の産業医等が共同実施者とならない場合、委託先の実施者及び実施事務従事者以外の者は、当該労働者の同意なく、ストレスチェックの結果を把握することはできません。

委託先の実施者が、ストレスチェックの結果を委託元の事業者の事業場の産業医等に限定して提供することも考えられますが、この場合であっても、緊急な対応を要する場合等特別な事情がない限り、当該労働者の同意を取得しなければなりません（指針11⑶ウ）。

このように、全部委託の場合は、労働者の個別の同意を得なければ、労働者のメンタルヘルス状況について事業者側が全く把握できなくなることが懸念されます。ストレスチェック制度が、就業上の措置やその他のフォローアップを予定していることよりすれば、ストレスチェックの実施を外部機関に委託する場合にも、全部委託を避け、産業医等の事業場の産業保健スタッフが共同実施者として関与することで委託先との密接な連携をとることが望ましいです。この点、指針でも、当該事業場の産業医等が共同実施者となり中心的役割を果たすことが望ましいとされていますが（指針12⑴イ）、委託先の実施者が委託元の衛生委員会等に参加するといったことで情報共有を図っていくことも考えられます。

また、外部委託する場合には、実施体制の整備として、委託契約の中で委託先の実施者、共同実施者及び実施代表者並びにその他の実施事務従事者を明示する必要があります（指針５(2)）。さらに、全部委託に限らず、外部委託の場合は、記録の保存についても、事業者と委託先との契約により取り決めておくようにします。

2. 面接指導の全部委託

なお、面接指導の実施を外部の医師に全部委託する場合、当該医師は、当該労働者の健康を確保するために必要な範囲で、当該労働者の同意を取得した上で、当該事業場の産業医等に対して生データ又は詳細な医学的情報を提供することができます（指針11(5)）。

【事業者の外部委託先との連携】

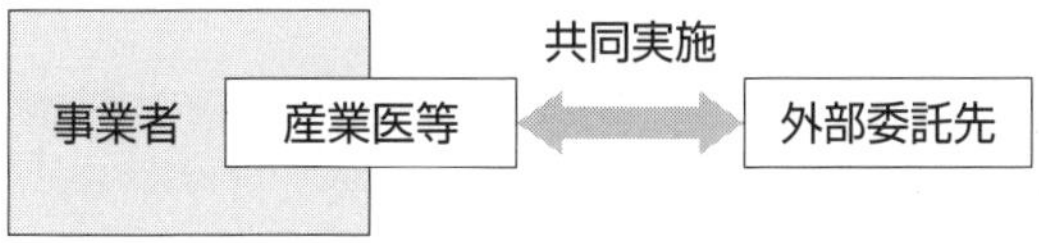

実務上のワンポイント

一部委託の場合においても、事業者としては、受託業務を管理するための体制が整備されているか否かをチェックする必要があるため、例えば結果の集計業務等の補助的な業務のみを委託する場合は、委託契約の中で委託先の実施事務従事者を明示させる必要があります。

2 外部委託先の法的リスクと対処法

Q 91 ストレスチェックの実施を外部委託し、委託先が委託元にストレスチェックの結果や面接指導の生データを労働者の同意なく伝えてしまった場合、委託先にはどのような法的リスクがあるでしょうか。

A ストレスチェックの結果は、労働者の同意なく委託元に伝えることは禁止され、面接指導の結果については、所定の事項が医師から事業者へ伝えられますが、その際、就業上の措置を実施するために必要に応じて情報を加工する必要があります。生データを労働者の同意なく提供することは守秘義務違反となります。

【解説】

1. ストレスチェック結果面接指導結果の事業者への提供

労働者の個別の同意なく、ストレスチェックの結果を事業者に通知することは禁じられています（労安法66の10Ⅱ）。

また、面接指導を行った医師は、労働安全衛生規則第52条の18第２項に規定される面接指導結果に関する情報（実施年月日、労働者の氏名、医師の氏名、医師の意見）を事業者に提供するにあたり（この情報を提供すること自体については、労働者の同意は不要です）、必要に応じて情報を適切に加工することにより、就業上の措置を実施するために必要な情報に限定して提供しなければなりません。診断名や検査値、具体的な愁訴の内容等の生データ又は詳細な医学的情報については、事業者に提供してはなりません（指針11⑸）。

なお、事業場の産業医等ではなく、外部の医師に面接指導を委託した場合、当該医師は、当該労働者の健康を確保するために必要な範囲で、当該事業場の産業医等に対して生データ又は詳細な医学的情報を提供することができるとされていますが、この場合も当該労働者の同意が必要です（指針11(5)）。

したがって、労働者の同意なく生データを伝えた場合、守秘義務違反として罰則の対象となりえます。

2. 委託元としての対応

事業者は、労働者に対し、適法かつ適正に就業上の措置を行わなければなりません。面接指導結果に基づく必要な措置について医師の意見を聴取する等の法令上求められる手順に従わずに、労働者に対して不利益な取扱いを行うことや、医師の意見とはその内容・程度が著しく異なる等医師の意見を勘案し必要と認められる範囲内とはいえない不利益な取扱いをすることは禁止されます（指針10(2)）。

したがって、委託元の事業者は、労働者の同意なく伝えられた情報に基づいて労働者に不利益な取扱いを行ってはなりません。

【外部委託先から委託元へのストレスチェック結果の生データ、情報の提供】

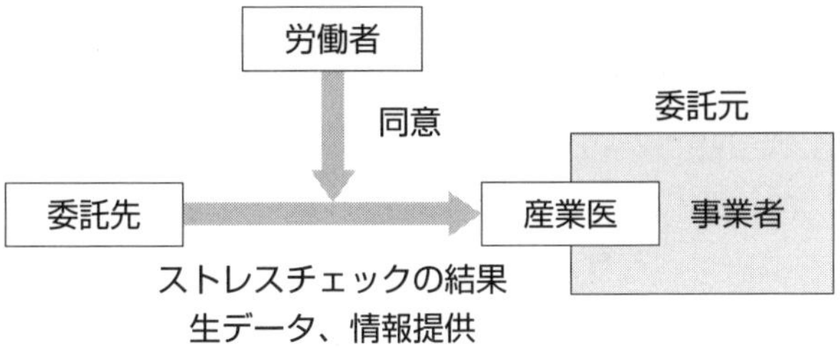

実務上のワンポイント

面接指導の実施を外部委託する場合、事業場の産業医に外部の医師とのやりとりの窓口としての役割を担わせ、外部機関から事業者に面接指導の結果を提供する際には、当該産業医を通じて行うことが望ましいです。

Q92 外部委託を行い、委託先から個人情報（ストレスチェックの結果等）が漏えいした場合、委託先はどのような法的リスクを負うでしょうか。また、そのリスクを減らすためにはいかなることをすべきでしょうか。

A ストレスチェックの実施者及び実施事務従事者は、守秘義務を負っているので、業務上知りえた個人情報を漏らした場合は、労働者個人に対して、民事上の責任（不法行為責任）を負い、外部委託の場合は、委託元に対し、債務不履行責任を負うことがあります。また、実施者や実施事務従事者が医師、看護師等である場合は、個人が刑事責任を問われることがあります。

実施者や実施事務従事者は労働者のストレスチェックの結果等につき守秘義務を負い、漏えいした場合は罰則等が定められていることを研修等で周知させることが重要です。

【解説】

1. 個人情報の保護

医師は業務上取り扱ったことについて知り得た人の秘密につき守秘義務を負い（刑法134）、その他保健師や看護師、精神保健福祉士もそれぞれ守秘義務を負っています（保健師助産師看護師法42の２、精神保健福祉法40）。また、労働安全衛生法上も、ストレスチェック検査や面接指導に関して知り得た労働者の秘密を漏らしてはならない旨（労安法104、66の10Ⅰ及びⅢ）、さらにストレスチェック検査を行った医師等は、当該労働者の同意を得ずに検査結果を事業者に提供してはならない旨定められています（同66の10Ⅱ）。

したがって、実施者や実施事務従事者が、これらの守秘義務に反して個人情報を漏らした場合は、当該労働者から不法行為責任（民法709、710）を問われることがあります。また、委託先である、実施者や実施事務従事者の使用者が、被用者の行為について使用者責任（民法715）を問われることもあります。なお、実施者が外部委託先の場合、委託元である事業者については、事業者が実施者に秘密漏えいを慫慂する等して共同不法行為が成立する場合はともかく、使用者責任を問われるか否かは委託先との間で指揮命令関係にあるかにより、委託先が一定水準にある業者である場合は、使用者責任を問われる可能性は低いといえるでしょう。また、委託先は、委託元である事業者に対し、適正かつ適切なストレスチェックを実施すべき契約上の義務を負っているため、委託元から債務不履行責任（民法415）を問われる可能性もあります。

さらに、当該守秘義務の違反については、行為者個人につき刑事責任が問われることがあり、医師については刑法134条、保健師、看護師等については特別法上、実施事務従事者については労働安全衛生法上にそれぞれ罰則が定められています（後掲）。

もっとも、情報漏えいの多くは、実施者から事業者に対し、労働者から必要な同意を得ないまま情報を提供したり、受検者の安全や健康、生命に差し迫った危険や危機があると判断される場合ではないにもかかわらず、提供可能な範囲を超える情報（生データ等）を提供した場合と思われます。実施者も事業者も、個人情報の保護や記録の管理に十分に注意を払い、ストレスチェック制度の実効性を期すことが期待されます。

2. リスク軽減策

外部機関に委託する場合に、当該機関が適切にストレスチェックや面接指導を実施できるか事前にチェックを行うことが望ましいとされています。その一環として、実施者や実施事務従事者となる者に対して、研修を受けさせる等して、自らに守秘義務が課されること、労働者本人の同意なくしてストレスチェックの結果を事業者に提供することが禁止されていることを周知、理解させることが重要です。

また、個人情報の取扱い（質問、苦情、開示請求）について受付窓口を委託元・委託先の両方に設け、周知しておくことも重要です。

【実施者、実施事務従事者に関する罰則】

	守秘義務に反した場合の罰則	根拠条文
医師	6月以下の懲役又は10万円以下の罰金	刑法第134条
保健師、看護師	6月以下の懲役又は10万円以下の罰金	保健師助産師看護師法第44条の3
精神保健福祉士	1年以下の懲役又は30万円以下の罰金	精神保健福祉士法第44条
実施事務従事者	6月以下の懲役又は50万円以下の罰金	労働安全衛生法第109条第1号

実務上のワンポイント

ストレスチェックに関して個人情報の漏えいが発生した場合、再発を防止するためにその対策等を衛生委員会で調査審議しなければなりません。

Q 93 外部委託を行い、委託先から個人情報（ストレスチェックの結果等）が漏えいした場合、委託元はどのような法的リスクを負うでしょうか。また、そのリスクを減らすためにはいかなることをすべきでしょうか。

A 委託先に対する実質的な指揮監督関係を捉えて、委託元にも不法行為責任が生じる可能性があります。

【解説】

1. 委託元の責任

個人情報が委託先の外部機関から漏えいした場合、委託先だけでなく委託元の事業者についても、責任が発生する可能性があります。

業務委託を行っていた場合の個人情報漏えいについて、委託元の事業者は使用者責任（民法715）に基づき損害賠償責任を負うとされた裁判例があります（東京高判平成19年８月28日判タ1264号299頁）。使用者責任が認められるためには自己の事業執行のために他人を実質的に指揮監督していたという関係が必要となりますが、個人情報を漏えいしたのが委託先であったとしても、委託元も損害賠償責任を負う可能性は否定できません。

2. リスク軽減策

この場合、委託元が責任を免れるには、委託先を選任監督するに際し相当の注意を払っており、過失がないと主張することになります（民法715Ⅰ但書）。対策として、秘密保持等に関する事項を定め再委託を禁止し、委託先の情報管理体制について書面等で提出を受けることが考えられます。

実務上のワンポイント

個人情報の漏えいを未然に防ぎ被害拡大を防止するには、個人情報に関する質問、苦情等を受け付ける窓口を委託元と委託先の両方に設け、情報管理の責任者を定めて互いに密接な連携をとることが重要です。

第6章

派遣労働者に対する ストレスチェック

1 派遣労働者に対するストレスチェックの実施

Q 94 派遣労働者に対しても、ストレスチェックを行わなければならないのでしょうか。

A 派遣労働者に対するストレスチェック及び面接指導については、派遣元事業者が実施することとされています。

一方、集団ごとの集計・分析については、職場単位で実施することが重要なため、派遣先事業者は、事業場における派遣労働者も含めた集団を単位に集計・分析を行うことが望ましいです。

【解説】

1. 派遣労働者に対するストレスチェック検査及び面接指導

派遣労働者に対するストレスチェック検査及び面接指導については、労働安全衛生法第66条の10第１項から第６項までの規定に基づき、派遣元事業者に実施義務があります（指針12⑵ア）。

なお、定期健康診断の取扱いと同様に、派遣元事業者から派遣先事業者への業務委託により、派遣元事業者の負担で派遣先事業者が実施するストレスチェックを派遣労働者に受けさせることも可能です。労働者にとっては受検が一度で済むというメリットがあります。

もっとも、この場合、誰が事業者への結果提供についての同意を労働者から取得するのか、結果を派遣先の実施者から派遣元にどのようにして提供するのか、誰がどこで結果を保存するのかといった点を、派遣元事業者・派遣先事業者の間で整理しておくことが必要になります。

2. 派遣先事業者における集団ごとの集計・分析

一方、事業者の努力義務となっている集団ごとの集計・分析については、職場単位で実施することが重要です。そのため、派遣先事業者においては、事業場における派遣労働者も含めた集団ごとにストレスチェック結果を集計・分析し、その結果に基づいて措置を実施することが望ましいとされています（指針12(2)ア）。

ストレスチェックの実施は基本的には派遣元事業者の義務ですが、集団ごとの集計・分析を適切に行うには、派遣先事業者においても派遣労働者に対してストレスチェックを実施することが望ましいとされています（通達）。

【ストレスチェックの実施における役割】

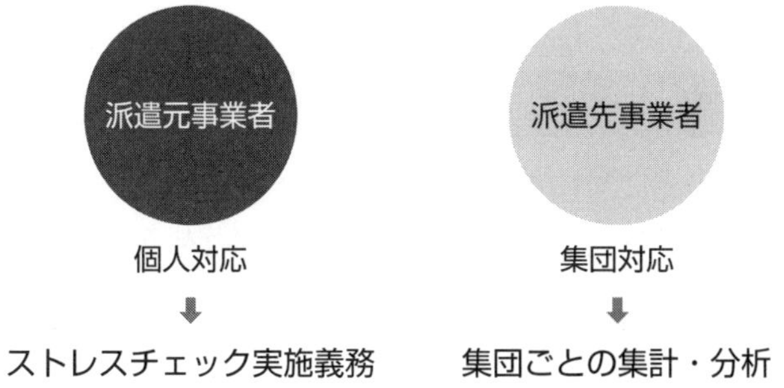

実務上のワンポイント

派遣先事業者で実施する派遣労働者に対するストレスチェックは個人対応ではなく、集団ごとの集計・分析のために行うものであるため、①無記名で行う、②「仕事のストレス判定図」を用いる場合には、集団分析に必要な「仕事のストレス要因」及び「周囲のサポート」についてのみ検査を行う等の方法も考えられます（Q23参照）。

Q 95 派遣労働者についての健康管理を怠りメンタルヘルス不調を生じた場合、派遣元事業者・派遣先事業者にはどのような責任が発生しうるでしょうか。

A 労働者派遣においては、労働契約関係のある派遣元事業者が派遣労働者に対して安全配慮義務を負うだけでなく、具体的状況に応じて派遣先事業者も安全配慮義務を負います。派遣労働者に業務に起因したメンタルヘルス不調が生じた場合に、派遣元事業者だけでなく派遣先事業者も安全配慮義務違反による責任を問われる可能性があります。このほか、労働者の健康管理について不法行為責任も発生しえます。

【解説】

1. 使用者（事業者）の安全配慮義務

使用者は、労働者に対して安全配慮義務を負いますが、当該義務の内容は、労働者の職種、労務内容、労務提供場所等、問題となる具体的状況等によって決まるものとされています（最判昭和59年４月10日民集38巻６号557頁）。

労働者派遣についてみれば、労働者保護法規の適用や一般的な健康管理等については、原則として派遣労働者と労働契約関係にある派遣元事業者が責任を負います。よって、例えば、労災保険については派遣元事業者での適用となり、派遣労働者が業務に起因してうつ病等を発症した場合には、派遣元事業者の労災保険に基づいて保険給付を受けることとなります。

一方、派遣先事業者も業務遂行上、派遣労働者に対して具体的な指揮命令を行うため、安全管理全般や就業に伴う具体的な衛生管理に関して安全配慮義務を負います。

2. 派遣元事業者及び派遣先事業者の責任

また、使用者（事業者）は、雇用又は指揮監督下に置く労働者に対し、労働者の心身の健康を損なうことがないよう注意する義務を負い、この点からも責任を問われる可能性があります。

契約上は請負形態であったものの、実質的には派遣労働者に該当する労働者に対する就労先の会社の安全配慮義務違反又は不法行為責任が問われた裁判例として、アテスト（ニコン熊谷製作所）事件（東京高判平成21年7月28日労判990号50頁）があります。労働者が長時間労働と劣悪な勤務環境が原因でうつ病を発症し自殺したとして、その遺族が雇用元の会社と就労先の会社の双方に対して損害賠償を求めた事件ですが、雇用元の会社・就労先の会社双方について不法行為責任（就労先の会社については、被用者の注意義務違反による使用者責任）が認められました。

東京高判平成21年7月28日労判990号50頁

「…B（＝就労先の会社の被用者）がその権限を行使するについて、A（＝当該労働者）の就業の過程で過重な労働等が行われることを回避することができなかったとすべき事情は認められないから、Bには、Aに対する業務上の指揮監督権限を行使するについて、その業務の実情を把握し、過重な業務が行われることによってそれに伴う疲労や心理的負荷等が過度に蓄積してその心身の健康を損なうことがないようにする注意義務を負っており、かつ、Aの業務の実情を把握し、過重な労働等が行われないよう適正に指揮監督をすることができたにもかかわらず、自らそうした過重な労働等を命じ、検査グループのリーダーがAに対しそうした過重な労働等を指示することについてその内容を認識しつつ承認するなどしたか、少なくとも、検査グループのリーダーの指示の内容を正確に把握しないまま漫然とこれを承認するなどして、そうした過重な労働等が行われることを放置し、この注意義務に違反した過失を認めることができる…」（括弧内は筆者による）

実務上のワンポイント

ストレスチェック実施義務は派遣元事業者が負うものと定められていますが、派遣先事業者にも安全配慮義務違反の責任や不法行為責任が発生する可能性があります。派遣先事業者としての義務を尽くすためには、派遣先事業者においても、派遣労働者に対するストレスチェックの実施等によりメンタルヘルス不調の予防に努めたほうがよいでしょう。

Q 96 派遣元事業者と雇用契約を結んでいる派遣労働者が200人います。そのうち派遣先事業場に20人が派遣されており、派遣先事業者の正規雇用労働者40人と合わせて60人の労働者がいる場合、ストレスチェックの実施義務は派遣先事業者と派遣元事業者のどちらが負うのでしょうか。

A 雇用契約を結んでいる派遣労働者が200人いれば、これらの派遣労働者について派遣元事業者が実施義務を負います。

また、派遣先事業場において、正規雇用労働者が50人未満であっても、実施対象者は派遣労働者も含めてカウントされるため、派遣先事業者は正規雇用労働者40人についてストレスチェックを実施する義務が生じます。

【解説】

1. 派遣元事業者におけるストレスチェック実施対象者

ストレスチェックの実施義務は派遣元事業者にありますが（労安法66の10 I）、当面の間は努力義務か否か、すなわち、労働者が50人未満か否かという点については、労働者何人をどこに派遣しているのかといった内訳にかかわらず、雇用契約を結んでいる労働者全体の人数を基準にして判断されます。

したがって、派遣元事業者が200人の派遣労働者と雇用契約を結んでいれば、当該派遣元事業者はストレスチェック実施義務を負うことになります。

2. 派遣先事業者におけるストレスチェック実施対象者

派遣先事業場においては、事業場内のストレスチェック実施対象人数は派遣労働者も含めて数えられます。そのため、正規雇用労働者のみでは50人未満であっても、派遣労働者も加えれば50人以上となる場合、派遣先事業者は正規雇用労働者に対して実施義務を負うことになります。

したがって、派遣先事業者は、正規雇用労働者が40人であっても、派遣労働者20人と合わせれば50人以上となるため、正規雇用労働者40人についてストレスチェックの実施義務を負います。

なお、派遣先事業者には、派遣労働者についてストレスチェックを実施する義務は定められていません。もっとも、ストレスチェック制度が労働者自身のストレスへの気付き及び支援に加え、職場環境の改善を通じてメンタルヘルス不調となることを未然に防止することを目的とすることに鑑み、派遣労働者に対してもストレスチェックを実施し、集団ごとの集計・分析を実施することが望まれます。

【ストレスチェックの実施対象】

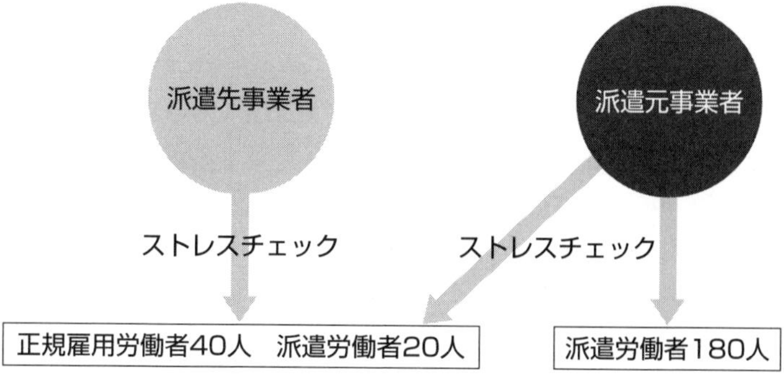

実務上のワンポイント

派遣労働者については、派遣元事業者による法定のストレスチェックと派遣先事業者による職場環境改善のためのストレスチェックの両方を受ける場合のほか、派遣先事業者に実施が委託される場合が想定されます。この場合、費用は、ストレスチェック実施の法的義務を負う派遣元事業者が負います。

Q 97 面接指導の結果に基づき就業上の措置を行う必要があるとき、就業場所の変更、作業の転換等につき、派遣先事業者の同意が得られない場合はどうすればよいでしょうか。

A 派遣労働者については、法令上派遣元事業者に就業上の措置を講ずる義務が課されていますが、就業場所の変更や作業の転換等について派遣先事業者の同意が得られない場合は、派遣先の変更も含めた措置が必要となる場合もあります。

【解説】

1. 派遣労働者に対する就業上の措置

派遣労働者についても、ストレスチェックの結果に基づき医師による面接指導を受けた場合、派遣元事業者には必要に応じて就業場所の変更や作業の転換、労働時間の短縮等の就業上の措置を講ずる義務が課されます（規則52の14Ⅱ）。

もっとも、労働者派遣契約においてはあらかじめ対象となる業務内容や就業場所等が特定されていますが、労働者派遣契約はあくまでも派遣先事業者と派遣元事業者との間の契約関係を定めたものですので、派遣元事業者が一方的にそれらの事項を変更することは困難です。

就業上の措置として就業場所の変更や作業の転換等を行う必要がある場合、まずは派遣先事業者と協議を行うことになりますが、労働者派遣契約の変更が必要となるものの派遣先事業者の同意が得られない場合には、就業上の措置の実施は困難となります。もっとも、派遣先事業者との契約関係を優先して派遣労働者につき十分な就業上の措置を取らず、その結果、派遣労働者がメンタルヘルス不調を発症し又は増悪した場合、派遣元事業者は、安全配慮義務違反を問われるおそれもあります。派遣元事業者としては、就業上の措置実施にあたっては、契約更新の拒否等不利益取扱いに繋がることのないよう十分に配慮し、場合によっては派遣先の変更も含めた措置も検討する必要があるでしょう。

【就業上の措置への対応】

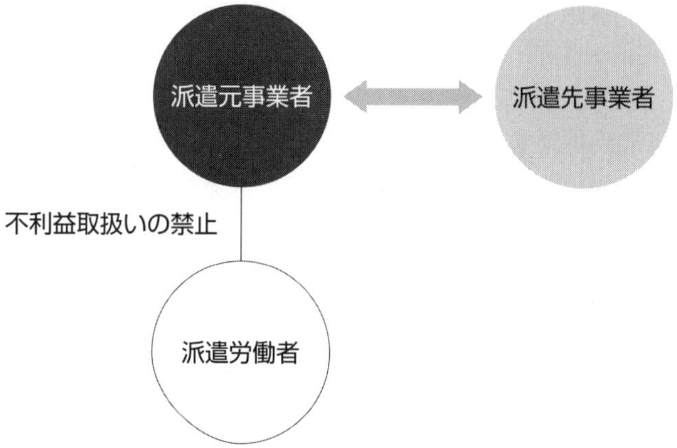

実務上のワンポイント

派遣元事業者が就業上の措置を講ずるにあたっては、派遣先事業者との契約関係だけでなく、当該労働者との間で不利益取扱いにならないよう配慮が必要です。

2 ストレスチェック実施を委託する場合の留意点

Q 98 派遣元事業者が派遣先事業者に対して派遣労働者のストレスチェック実施を委託する場合、どのようなことに留意する必要がありますか。

A 派遣先事業者と協議の上、特に個人情報の取扱い方針を定めることが必要です。また、基本的には派遣元事業者が実施費用を負担することになるでしょう。

【解説】

1. 派遣先事業者への委託

派遣労働者に対するストレスチェックの実施義務は、派遣労働者と労働契約関係にある派遣元事業者にありますが、派遣先事業者へ実施を委託することも可能です。ただし、派遣元事業者が派遣先事業者に実施を委託することにより、ストレスチェックを実施したものとみなされ、ストレスチェック実施義務を果たしたこととなるには、実施費用を派遣元事業者が負担することが必要です（Q&A 18-3）。費用負担をしていなければ、当該労働者の同意を得て派遣先事業者が実施した結果の写し等を入手しても、派遣元事業者はストレスチェックを実施したものとはみなされません。

2. ストレスチェック結果の取扱い

派遣労働者を対象とした派遣先事業場でのストレスチェックの実施においては、派遣先事業者は、派遣元事業者と協議の上、目的や手順について合意し、衛生委員会等で個人情報の取扱い方針を定めることが必要です。

派遣先事業者が実施したストレスチェックの結果は、当該労働者の同意があれば派遣元事業者が入手して利用することも可能です。

なお、派遣先事業者は、上記結果を自らの集団ごとの集計・分析に使用することができます。

【派遣元からの委託に基づき派遣先の産業医がストレスチェックを実施する場合の情報のやりとり】

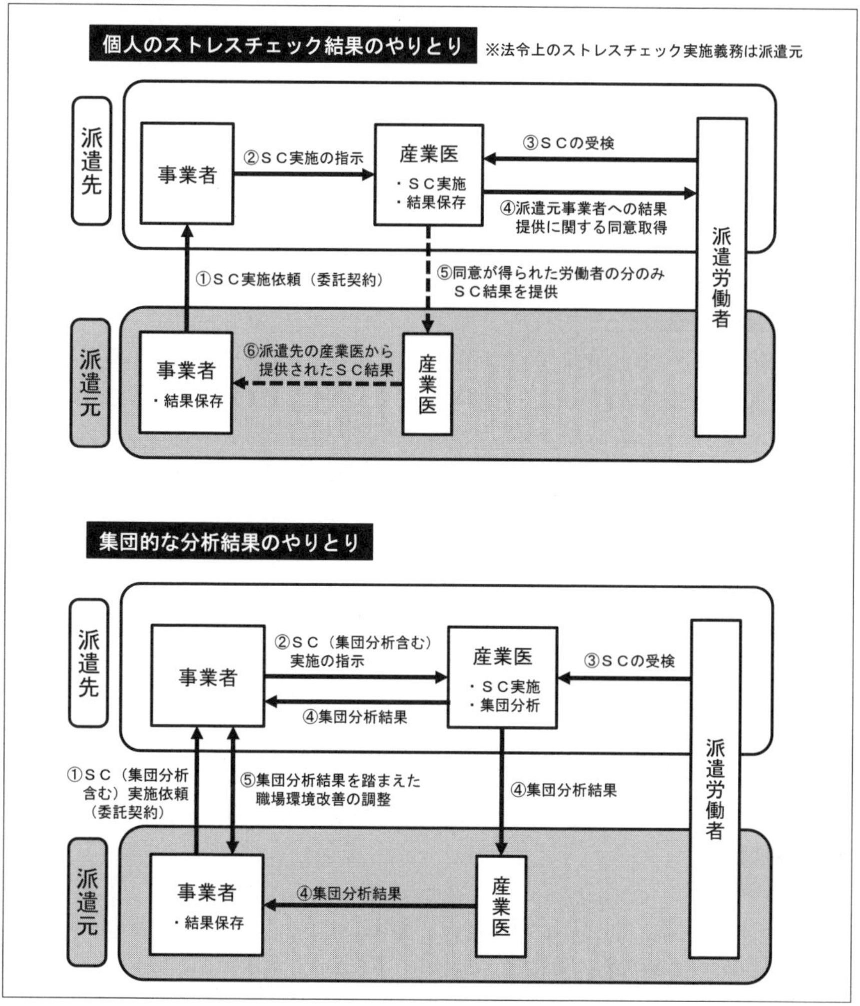

出典：第2回「ストレスチェック制度に関わる情報管理及び不利益取扱い等に関する検討会」資料4（厚生労働省ホームページ）
（http://www.mhlw.go.jp/file/05-Shingikai-11201000-Roudoukijunkyoku-Soumuka/0000066578.pdf）

実務上のワンポイント

派遣元事業者が派遣先事業者にストレスチェックの実施を委託する場合、誰が事業者への結果提供の同意を取るのか、結果を派遣先の実施者から派遣元にどうやって提供するのか、誰がどこで結果を保存するのか等、派遣元事業者と派遣先事業者との間で、特に情報管理の点を中心に取り決めておく必要があります。

コラム　特徴的な病型による分類

うつ病は、その特徴によって「メランコリー型」、「非定型」、「季節型」「産後」等に分類することができます。

メランコリー型

典型的なうつ病といわれることが多いタイプ。仕事上の責務や役割に過剰に適応しているうちに脳のエネルギーが枯渇してしまうような経過をたどる。良いことがあっても一切気分が晴れない、明らかな食欲不振や体重減少、気分の落ち込みは決まって朝がいちばん悪い、早朝（通常の２時間以上前）に目が覚める、過度な罪悪感等がある。

非定型

良いことに対しては気分が良くなる、食欲は過食傾向で体重増加、過眠、ひどい倦怠感、他人からの批判に過敏等がある。新型うつ病と呼ばれることもある。

季節型

反復性のうつ病の一種で、特定の季節にうつ病を発症し、季節の移り変わりとともに回復がみられる。いずれの季節でも起こり得ますが、冬季うつ病が有名。

産後

産後４週間以内に発症するうつ病。ホルモンバランスの乱れ、分娩の疲労、子育てに対する不安、授乳等による睡眠不足等の不健康要因が重なることが影響していると考えられている。

※「働く人のメンタルヘルス・ポータルサイト『こころの耳』」: http://kokoro.mhlw.go.jp/about-depression/002.htmlをもとに作成

資料

労働安全衛生法（抄）

（心理的な負担の程度を把握するための検査等）

第66条の10 事業者は、労働者に対し、厚生労働省令で定めるところにより、医師、保健師その他の厚生労働省令で定める者（以下この条において「医師等」という。）による心理的な負担の程度を把握するための検査を行わなければならない。

2 事業者は、前項の規定により行う検査を受けた労働者に対し、厚生労働省令で定めるところにより、当該検査を行つた医師等から当該検査の結果が通知されるようにしなければならない。この場合において、当該医師等は、あらかじめ当該検査を受けた労働者の同意を得ないで、当該労働者の検査の結果を事業者に提供してはならない。

3 事業者は、前項の規定による通知を受けた労働者であつて、心理的な負担の程度が労働者の健康の保持を考慮して厚生労働省令で定める要件に該当するものが医師による面接指導を受けることを希望する旨を申し出たときは、当該申出をした労働者に対し、厚生労働省令で定めるところにより、医師による面接指導を行わなければならない。この場合において、事業者は、労働者が当該申出をしたことを理由として、当該労働者に対し、不利益な取扱いをしてはならない。

4 事業者は、厚生労働省令で定めるところにより、前項の規定による面接指導の結果を記録しておかなければならない。

5 事業者は、第３項の規定による面接指導の結果に基づき、当該労働者の健康を保持するために必要な措置について、厚生労働省令で定めるところにより、医師の意見を聴かなければならない。

6 事業者は、前項の規定による医師の意見を勘案し、その必要があると認めるときは、当該労働者の実情を考慮して、就業場所の変更、作業の転換、労働時間の短縮、深夜業の回数の減少等の措置を講ずるほか、当該医師の意見の衛生委員会若しくは安全衛生委員会又は労働時間等設定改善委員会への報告その他の適切な措置を講じなければならない。

7 厚生労働大臣は、前項の規定により事業者が講ずべき措置の適切かつ有効な実施を図るため必要な指針を公表するものとする。

8 厚生労働大臣は、前項の指針を公表した場合において必要があると認めるときは、事業者又はその団体に対し、当該指針に関し必要な指導等を行うことができる。

9 国は、心理的な負担の程度が労働者の健康の保持に及ぼす影響に関する医師等に対する研修を実施するよう努めるとともに、第２項の規定により通知された検査の結果を利用する労働者に対する健康相談の実施その他の当該労働者の健康の保持増進を図ることを促進するための措置を講ずるよう努めるものとする。

労働安全衛生規則（抄）

第１節の４　心理的な負担の程度を把握するための検査等

（心理的な負担の程度を把握するための検査の実施方法）

第52条の９　事業者は、常時使用する労働者に対し、１年以内ごとに１回、定期に、次に掲げる事項について法第66条の10第１項に規定する心理的な負担の程度を把握するための検査（以下この節において「検査」という。）を行わなければならない。

一　職場における当該労働者の心理的な負担の原因に関する項目

二　当該労働者の心理的な負担による心身の自覚症状に関する項目

三　職場における他の労働者による当該労働者への支援に関する項目

（検査の実施者等）

第52条の10　法第66条の10第１項の厚生労働省令で定める者は、次に掲げる者（以下この節において「医師等」という。）とする。

一　医師

二　保健師

三　検査を行うために必要な知識についての研修であつて厚生労働大臣が定めるものを修了した看護師又は精神保健福祉士

２　検査を受ける労働者について解雇、昇進又は異動に関して直接の権限を持つ監督的地位にある者は、検査の実施の事務に従事してはならない。

（検査結果等の記録の作成等）

第52条の11　事業者は、第52条の13第２項に規定する場合を除き、検査を行つた医師等による当該検査の結果の記録の作成の事務及び当該検査の実施の事務に従事した者による当該記録の保存の事務が適切に行われるよう、必要な措置を講じなければならない。

（検査結果の通知）

第52条の12　事業者は、検査を受けた労働者に対し、当該検査を行つた医師等から、遅滞なく、当該検査の結果が通知されるようにしなければならない。

（労働者の同意の取得等）

第52条の13　法第66条の10第２項後段の規定による労働者の同意の取得は、書面又は電磁的記録（電子的方式、磁気的方式その他人の知覚によつては認識することができない方式で作られる記録であつて、電子計算機による情報処理の用に供されるものをいう。以下同じ。）によらなければならない。
2　事業者は、前項の規定により検査を受けた労働者の同意を得て、当該検査を行つた医師等から当該労働者の検査の結果の提供を受けた場合には、当該検査の結果に基づき、当該検査の結果の記録を作成して、これを５年間保存しなければならない。

（検査結果の集団ごとの分析等）
第52条の14　事業者は、検査を行つた場合は、当該検査を行つた医師等に、当該検査の結果を当該事業場の当該部署に所属する労働者の集団その他の一定規模の集団ごとに集計させ、その結果について分析させるよう努めなければならない。
2　事業者は、前項の分析の結果を勘案し、その必要があると認めるときは、当該集団の労働者の実情を考慮して、当該集団の労働者の心理的な負担を軽減するための適切な措置を講ずるよう努めなければならない。

（面接指導の対象となる労働者の要件）
第52条の15　法第66条の10第３項の厚生労働省令で定める要件は、検査の結果、心理的な負担の程度が高い者であつて、同項に規定する面接指導（以下この節において「面接指導」という。）を受ける必要があると当該検査を行つた医師等が認めたものであることとする。

（面接指導の実施方法等）
第52条の16　法第66条の10第３項の規定による申出（以下この条及び次条において「申出」という。）は、前条の要件に該当する労働者が検査の結果の通知を受けた後、遅滞なく行うものとする。
2　事業者は、前条の要件に該当する労働者から申出があつたときは、遅滞なく、面接指導を行わなければならない。
3　検査を行つた医師等は、前条の要件に該当する労働者に対して、申出を行うよう勧奨することができる。

（面接指導における確認事項）
第52条の17　医師は、面接指導を行うに当たつては、申出を行つた労働者に対し、第52条の９各号に掲げる事項のほか、次に掲げる事項について確認を行うものとする。
一　当該労働者の勤務の状況
二　当該労働者の心理的な負担の状況
三　前号に掲げるもののほか、当該労働者の心身の状況

（面接指導結果の記録の作成）

第52条の18　事業者は、面接指導の結果に基づき、当該面接指導の結果の記録を作成して、これを５年間保存しなければならない。

2　前項の記録は、前条各号に掲げる事項のほか、次に掲げる事項を記載したものでなければならない。

一　実施年月日

二　当該労働者の氏名

三　面接指導を行つた医師の氏名

四　法第66条の10第５項の規定による医師の意見

（面接指導の結果についての医師からの意見聴取）

第52条の19　面接指導の結果に基づく法第66条の10第５項の規定による医師からの意見聴取は、面接指導が行われた後、遅滞なく行わなければならない。

（指針の公表）

第52条の20　第24条の規定は、法第66条の10第７項の規定による指針の公表について準用する。

（検査及び面接指導結果の報告）

第52条の21　常時50人以上の労働者を使用する事業者は、１年以内ごとに１回、定期に、心理的な負担の程度を把握するための検査結果等報告書（様式第６号の２）を所轄労働基準監督署長に提出しなければならない。

心理的な負担の程度を把握するための検査及び面接指導の実施並びに面接指導結果に基づき事業者が講ずべき措置に関する指針

労働安全衛生法（昭和47年法律第57号）第66条の10第７項の規定に基づき、心理的な負担の程度を把握するための検査及び面接指導の実施並びに面接指導結果に基づき事業者が講ずべき措置に関する指針を次のとおり公表する。

１　趣旨

近年、仕事や職業生活に関して強い不安、悩み又はストレスを感じている労働者が５割を超える状況にある中、事業場において、より積極的に心の健康の保持増進を図るため、「労働者の心の健康の保持増進のための指針」（平成18年３月31日付け健康保持増進のための指針公示第３号。以下「メンタルヘルス指針」という。）を公表し、事業場における労働者の心の健康の保持増進のための措置（以下「メンタルヘルスケア」という。）の実施を促進してきたところである。

しかし、仕事による強いストレスが原因で精神障害を発病し、労災認定される労働者が、平成18年度以降も増加傾向にあり、労働者のメンタルヘルス不調を未然に防止することが益々重要な課題となっている。

こうした背景を踏まえ、平成26年６月25日に公布された「労働安全衛生法の一部を改正する法律」（平成26年法律第82号）においては、心理的な負担の程度を把握するための検査（以下「ストレスチェック」という。）及びその結果に基づく面接指導の実施を事業者に義務付けること等を内容としたストレスチェック制度が新たに創設された。

また、この新たな制度の実施に当たっては、個人情報の保護に関する法律（平成15年法律第57号）の趣旨を踏まえ、特に労働者の健康に関する個人情報（以下「健康情報」という。）の適正な取扱いの確保を図る必要がある。

本指針は、労働安全衛生法（昭和47年法律第57号。以下「法」という。）第66条の10第７項の規定に基づき、ストレスチェック及び面接指導の結果に基づき事業者が講ずべき措置が適切かつ有効に実施されるため、ストレスチェック及び面接指導の具体的な実施方法又は面接指導の結果についての医師からの意見の聴取、就業上の措置の決定、健康情報の適正な取扱い並びに労働者に対する不利益な取扱いの禁止等について定めたものである。

２　ストレスチェック制度の基本的な考え方

事業場における事業者による労働者のメンタルヘルスケアは、取組の段階ごとに、労働者自身のストレスへの気付き及び対処の支援並びに職場環境の改善を通じて、メンタルヘルス不調となることを未然に防止する「一次予防」、メンタルヘルス不調を早期に発見し、適切な対応を行う「二次予防」及びメンタルヘルス不調となった労働者の職場復帰を支援する「三次予防」に分けられる。

新たに創設されたストレスチェック制度は、これらの取組のうち、特にメンタルヘルス不調の未然防止の段階である一次予防を強化するため、定期的に労働者のストレスの状況について検査を行い、本人にその結果を通知して自らのストレスの状況について気付きを促し、個々の労働者のストレスを低減させるとともに、検査結果を集団ごとに集計・分析し、職場におけるストレス要因を評価し、職場環境の改善につなげることで、ストレスの要因そのものを低減するよう努めることを事業者に求めるものである。さらにその中で、ストレスの高い者を早期に発見し、医師による面接指導につなげることで、労働者のメンタルヘルス不調を未然に防止することを目的としている。

事業者は、メンタルヘルス指針に基づき各事業場の実態に即して実施される二次予防及び三次予防も含めた労働者のメンタルヘルスケアの総合的な取組の中に本制度を位置付け、メンタルヘルスケアに関する取組方針の決定、計画の作成、計画に基づく取組の実施、取組結果の評価及び評価結果に基づく改善の一連の取組を継続的かつ計画的に進めることが望ましい。

また、事業者は、ストレスチェック制度が、メンタルヘルス不調の未然防止だけでなく、従業員のストレス状況の改善及び働きやすい職場の実現を通じて生産性の向上にもつながるものであることに留意し、事業経営の一環として、積極的に本制度の活用を進めていくことが望ましい。

3ストレスチェック制度の実施に当たっての留意事項

ストレスチェック制度を円滑に実施するためには、事業者、労働者及び産業保健スタッフ等の関係者が、次に掲げる事項を含め、制度の趣旨を正しく理解した上で、本指針に定める内容を踏まえ、衛生委員会又は安全衛生委員会（以下「衛生委員会等」という。）の場を活用し、互いに協力・連携しつつ、ストレスチェック制度をより効果的なものにするよう努力していくことが重要である。

① ストレスチェックに関して、労働者に対して受検を義務付ける規定が置かれていないのは、メンタルヘルス不調で治療中のため受検の負担が大きい等の特別の理由がある労働者にまで受検を強要する必要はないためであり、本制度を効果的なものとするためにも、全ての労働者がストレスチェックを受検することが望ましい。

② 面接指導は、ストレスチェックの結果、高ストレス者として選定され、面接指導を受ける必要があると実施者が認めた労働者に対して、医師が面接を行い、ストレスその他の心身及び勤務の状況等を確認することにより、当該労働者のメンタルヘルス不調のリスクを評価し、本人に指導を行うとともに、必要に応じて、事業者による適切な措置につなげるためのものである。このため、面接指導を受

ける必要があると認められた労働者は、できるだけ申出を行い、医師による面接指導を受けることが望ましい。

③　ストレスチェック結果の集団ごとの集計・分析及びその結果を踏まえた必要な措置は、労働安全衛生規則（昭和47年労働省令第32号。以下「規則」という。）第52条の14の規定に基づく努力義務であるが、事業者は、職場環境におけるストレスの有無３及びその原因を把握し、必要に応じて、職場環境の改善を行うことの重要性に留意し、できるだけ実施することが望ましい。

4　ストレスチェック制度の手順

ストレスチェック制度に基づく取組は、次に掲げる手順で実施するものとする。

ア　基本方針の表明

事業者は、法、規則及び本指針に基づき、ストレスチェック制度に関する基本方針を表明する。

イ　ストレスチェック及び面接指導

①　衛生委員会等において、ストレスチェック制度の実施方法等について調査審議を行い、その結果を踏まえ、事業者がその事業場におけるストレスチェック制度の実施方法等を規程として定める。

②　事業者は、労働者に対して、医師、保健師又は厚生労働大臣が定める研修を修了した看護師若しくは精神保健福祉士（以下「医師等」という。）によるストレスチェックを行う。

③　事業者は、ストレスチェックを受けた労働者に対して、当該ストレスチェックを実施した医師等（以下「実施者」という。）から、その結果を直接本人に通知させる。

④　ストレスチェック結果の通知を受けた労働者のうち、高ストレス者として選定され、面接指導を受ける必要があると実施者が認めた労働者から申出があった場合は、事業者は、当該労働者に対して、医師による面接指導を実施する。

⑤　事業者は、面接指導を実施した医師から、就業上の措置に関する意見を聴取する。

⑥　事業者は、医師の意見を勘案し、必要に応じて、適切な措置を講じる。

ウ　集団ごとの集計・分析

①　事業者は、実施者に、ストレスチェック結果を一定規模の集団ごとに集計・分析させる。

②　事業者は、集団ごとの集計・分析の結果を勘案し、必要に応じて、適切な措置を講じる。

5　衛生委員会等における調査審議

（1）衛生委員会等における調査審議の意義

ストレスチェック制度を円滑に実施するためには、事業者、労働者及び産業保健スタッフ等の関係者が、制度の趣旨を正しく理解した上で、本指針に定める内容を踏まえ、互いに協力・連携しつつ、事業場の実態に即した取組を行っていくことが重要である。このためにも、事業者は、ストレスチェック制度に関する基本方針を表明した上で、事業の実施を統括管理する者、労働者、産業医及び衛生管理者等で構成される衛生委員会等において、ストレスチェック制度の実施方法及び実施状況並びにそれを踏まえた実施方法の改善等について調査審議を行わせることが必要である。

（2）衛生委員会等において調査審議すべき事項

規則第22条において、衛生委員会等の付議事項として「労働者の精神的健康の保持増進を図るための対策の樹立に関すること」が規定されており、当該事項の調査審議に当たっては、ストレスチェック制度に関し、次に掲げる事項を含めるものとする。また、事業者は、当該調査審議の結果を踏まえ、法令に則った上で、当該事業場におけるストレスチェック制度の実施に関する規程を定め、これをあらかじめ労働者に対して周知するものとする。

①　ストレスチェック制度の目的に係る周知方法

・　ストレスチェック制度は、労働者自身のストレスへの気付き及びその対処の支援並びに職場環境の改善を通じて、メンタルヘルス不調となることを未然に防止する一次予防を目的としており、メンタルヘルス不調者の発見を一義的な目的とはしないという趣旨を事業場内で周知する方法。

②　ストレスチェック制度の実施体制

・　ストレスチェックの実施者及びその他の実施事務従事者の選任等ストレスチェック制度の実施体制。

実施者が複数いる場合は、共同実施者及び実施代表者を明示すること。この場合において、当該事業場の産業医等が実施者に含まれるときは、当該産業医等を実施代表者とすることが望ましい。

なお、外部機関にストレスチェックの実施の全部を委託する場合は、当該委託契約の中で委託先の実施者、共同実施者及び実施代表者並びにその他の実施事務従事者を明示させること（結果の集計業務等の補助的な業務のみを外部機関に委託する場合にあっては、当該委託契約の中で委託先の実施事務従事者を明示させること）。

③　ストレスチェック制度の実施方法

・　ストレスチェックに使用する調査票及びその媒体。

・　調査票に基づくストレスの程度の評価方法及び面接指導の対象とする高ストレス者を選定する基準。

・　ストレスチェックの実施頻度、実施時期及び対象者。
・　面接指導の申出の方法。
・　面接指導の実施場所等の実施方法。

④　ストレスチェック結果に基づく集団ごとの集計・分析の方法
・　集団ごとの集計・分析の手法。
・　集団ごとの集計・分析の対象とする集団の規模。

⑤　ストレスチェックの受検の有無の情報の取扱い
・　事業者による労働者のストレスチェックの受検の有無の把握方法。
・　ストレスチェックの受検の勧奨の方法。

⑥ストレスチェック結果の記録の保存方法
・　ストレスチェック結果の記録を保存する実施事務従事者の選任。
・　ストレスチェック結果の記録の保存場所及び保存期間。
・　実施者及びその他の実施事務従事者以外の者によりストレスチェック結果が閲覧されないためのセキュリティの確保等の情報管理の方法。

⑦　ストレスチェック、面接指導及び集団ごとの集計・分析の結果の利用目的及び利用方法
・　ストレスチェック結果の本人への通知方法。
・　ストレスチェックの実施者による面接指導の申出の勧奨方法。
・　ストレスチェック結果、集団ごとの集計・分析結果及び面接指導結果の共有方法及び共有範囲。
・　ストレスチェック結果を事業者へ提供するに当たっての本人の同意の取得方法。
・　本人の同意を取得した上で実施者から事業者に提供するストレスチェック結果に関する情報の範囲。
・　集団ごとの集計・分析結果の活用方法。

⑧　ストレスチェック、面接指導及び集団ごとの集計・分析に関する情報の開示、訂正、追加及び削除の方法・情報の開示等の手続き。
・　情報の開示等の業務に従事する者による秘密の保持の方法。

⑨　ストレスチェック、面接指導及び集団ごとの集計・分析に関する情報の取扱いに関する苦情の処理方法
・　苦情の処理窓口を外部機関に設ける場合の取扱い。
　なお、苦情の処理窓口を外部機関に設ける場合は、当該外部機関において労働者からの苦情又は相談に対し適切に対応することができるよう、当該窓口のスタッフが、企業内の産業保健スタッフと連携を図ることができる体制を整備しておくことが望ましい。

⑩　労働者がストレスチェックを受けないことを選択できること

・　労働者にストレスチェックを受検する義務はないが、ストレスチェック制度を効果的なものとするためにも、全ての労働者がストレスチェックを受検することが望ましいという制度の趣旨を事業場内で周知する方法。

⑪　労働者に対する不利益な取扱いの防止

・　ストレスチェック制度に係る労働者に対する不利益な取扱いとして禁止される行為を事業場内で周知する方法。

6　ストレスチェック制度の実施体制の整備

ストレスチェック制度は事業者の責任において実施するものであり、事業者は、実施に当たって、実施計画の策定、当該事業場の産業医等の実施者又は委託先の外部機関との連絡調整及び実施計画に基づく実施の管理等の実務を担当する者を指名する等、実施体制を整備することが望ましい。当該実務担当者には、衛生管理者又はメンタルヘルス指針に規定する事業場内メンタルヘルス推進担当者を指名することが望ましいが、ストレスチェックの実施そのものを担当する実施者及びその他の実施事務従事者と異なり、ストレスチェック結果等の個人情報を取り扱わないため、労働者の解雇等に関して直接の権限を持つ監督的地位にある者を指名することもできる。

7　ストレスチェックの実施方法等

（1）実施方法

ア　ストレスチェックの定義

法第66条の10第１項の規定によるストレスチェックは、調査票を用いて、規則第52条の９第１項第１号から第３号までに規定する次の３つの領域に関する項目により検査を行い、労働者のストレスの程度を点数化して評価するとともに、その評価結果を踏まえて高ストレス者を選定し、医師による面接指導の要否を確認するものをいう。

①　職場における当該労働者の心理的な負担の原因に関する項目

②　心理的な負担による心身の自覚症状に関する項目

③　職場における他の労働者による当該労働者への支援に関する項目

イ　ストレスチェックの調査票

事業者がストレスチェックに用いる調査票は、規則第52条の９第１項第１号から第３号までに規定する３つの領域に関する項目が含まれているものであれば、実施者の意見及び衛生委員会等での調査審議を踏まえて、事業者の判断により選択することができるものとする。

なお、事業者がストレスチェックに用いる調査票としては、別添の「職業性ストレス簡易調査票」を用いることが望ましい。

ウ　ストレスの程度の評価方法及び高ストレス者の選定方法・基準

（ア）個人のストレスの程度の評価方法

事業者は、ストレスチェックに基づくストレスの程度の評価を実施者に行わせるに当たっては、点数化した評価結果を数値で示すだけでなく、ストレスの状況をレーダーチャート等の図表で分かりやすく示す方法により行わせることが望ましい。

（イ）高ストレス者の選定方法

次の①又は②のいずれかの要件を満たす者を高ストレス者として選定するものとする。この場合において、具体的な選定基準は、実施者の意見及び衛生委員会等での調査審議を踏まえて、事業者が決定するものとする。

① 調査票のうち、「心理的な負担による心身の自覚症状に関する項目」の評価点数の合計が高い者

② 調査票のうち、「心理的な負担による心身の自覚症状に関する項目」の評価点数の合計が一定以上の者であって、かつ、「職場における当該労働者の心理的な負担の原因に関する項目」及び「職場における他の労働者による当該労働者への支援に関する項目」の評価点数の合計が著しく高い者

実施者による具体的な高ストレス者の選定は、上記の選定基準のみで選定する方法のほか、選定基準に加えて補足的に実施者又は実施者の指名及び指示のもとにその他の医師、保健師、看護師若しくは精神保健福祉士又は産業カウンセラー若しくは臨床心理士等の心理職が労働者に面談を行いその結果を参考として選定する方法も考えられる。この場合、当該面談は、法第66条の10第１項の規定によるストレスチェックの実施の一環として位置付けられる。

エ　健康診断と同時に実施する場合の留意事項

事業者は、ストレスチェック及び法第66条第１項の規定による健康診断の自覚症状及び他覚症状の有無の検査（以下「問診」という。）を同時に実施することができるものとする。ただし、この場合において、事業者は、ストレスチェックの調査票及び健康診断の問診票を区別する等、労働者が受検・受診義務の有無及び結果の取扱いがそれぞれ異なることを認識できるよう必要な措置を講じなければならないものとする。

（２）実施者の役割

実施者は、ストレスチェックの実施に当たって、当該事業場におけるストレスチェックの調査票の選定並びに当該調査票に基づくストレスの程度の評価方法及び高ストレス者の選定基準の決定について事業者に対して専門的な見地から意見を述べるとともに、ストレスチェックの結果に基づき、当該労働者が医師による面接指導を受ける必要があるか否かを確認しなければならないものとする。

なお、調査票の回収、集計若しくは入力又は受検者との連絡調整等の実施の事務については、必ずしも実施者が直接行う必要はなく、実施事務従事者に行わせるこ

とができる。事業者は、実施の事務が円滑に行われるよう、実施事務従事者の選任等必要な措置を講じるものとする。

（3）受検の勧奨

自らのストレスの状況について気付きを促すとともに、必要に応じ面接指導等の対応につなげることで、労働者がメンタルヘルス不調となることを未然に防止するためには、全ての労働者がストレスチェックを受けることが望ましいことから、事業者は、実施者からストレスチェックを受けた労働者のリストを入手する等の方法により、労働者の受検の有無を把握し、ストレスチェックを受けていない労働者に対して、ストレスチェックの受検を勧奨することができるものとする。なお、この場合において、実施者は、ストレスチェックを受けた労働者のリスト等労働者の受検の有無の情報を事業者に提供するに当たって、労働者の同意を得る必要はないものとする。

（4）ストレスチェック結果の通知及び通知後の対応

ア　労働者本人に対するストレスチェック結果の通知方法

事業者は、規則第52条の12の規定に基づき、ストレスチェック結果が実施者から、遅滞なく労働者に直接通知されるようにしなければならない。この場合において、事業者は、ストレスチェック結果のほか、次に掲げる事項を通知させることが望ましい。

①　労働者によるセルフケアに関する助言・指導

②　面接指導の対象者にあっては、事業者への面接指導の申出窓口及び申出方法

③　面接指導の申出窓口以外のストレスチェック結果について相談できる窓口に関する情報提供

イ　ストレスチェック結果の通知後の対応

（ア）面接指導の申出の勧奨

ストレスチェックの結果、高ストレス者として選定され、面接指導を受ける必要があると実施者が認めた労働者のうち、面接指導の申出を行わない労働者に対しては、規則第52条の16第３項の規定に基づき、実施者が、申出の勧奨を行うことが望ましい。

（イ）相談対応

事業者は、ストレスチェック結果の通知を受けた労働者に対して、相談の窓口を広げ、相談しやすい環境を作ることで、高ストレスの状態で放置されないようにする等適切な対応を行う観点から、日常的な活動の中で当該事業場の産業医等が相談対応を行うほか、産業医等と連携しつつ、保健師、看護師若しくは精神保健福祉士又は産業カウンセラー若しくは臨床心理士等の心理職が相談対応を行う体制を整備することが望ましい。

（5）ストレスチェック結果の記録及び保存ストレスチェック結果の事業者への提供

について、労働者から同意を得て、実施者からその結果の提供を受けた場合は、規則第52条の13第２項の規定に基づき、事業者は、当該ストレスチェック結果の記録を作成して、これを５年間保存しなければならない。

労働者の同意が得られていない場合には、規則第52条の11の規定に基づき、事業者は、実施者によるストレスチェック結果の記録の作成及び当該実施者を含む実施事務従事者による当該記録の保存が適切に行われるよう、記録の保存場所の指定、保存期間の設定及びセキュリティの確保等必要な措置を講じなければならない。この場合において、ストレスチェック結果の記録の保存については、実施者がこれを行うことが望ましく、実施者が行うことが困難な場合には、事業者は、実施者以外の実施事務従事者の中から記録の保存事務の担当者を指名するものとする。

実施者又は実施者以外の実施事務従事者が記録の保存を行うに当たっては、５年間保存することが望ましい。

なお、ストレスチェック結果の記録の保存方法には、書面による保存及び電磁的記録による保存があり、電磁的記録による保存を行う場合は、厚生労働省の所管する法令の規定に基づく民間事業者等が行う書面の保存等における情報通信の技術の利用に関する省令（平成17年厚生労働省令第44号）に基づき適切な保存を行う必要がある。また、ストレスチェック結果の記録は「医療情報システムの安全管理に関するガイドライン」の直接の対象ではないが、事業者は安全管理措置等について本ガイドラインを参照することが望ましい。

8　面接指導の実施方法等

（1）面接指導の対象労働者の要件

規則第52条の15の規定に基づき、事業者は、上記７（1）ウ（イ）に掲げる方法により高ストレス者として選定された者であって、面接指導を受ける必要があると実施者が認めた者に対して、労働者からの申出に応じて医師による面接指導を実施しなければならない。

（2）対象労働者の要件の確認方法

事業者は、労働者から面接指導の申出があったときは、当該労働者が面接指導の対象となる者かどうかを確認するため、当該労働者からストレスチェック結果を提出させる方法のほか、実施者に当該労働者の要件への該当の有無を確認する方法によることができるものとする。

（3）実施方法

面接指導を実施する医師は、規則第52条の17の規定に基づき、面接指導において次に掲げる事項について確認するものとする。

①　当該労働者の勤務の状況（職場における当該労働者の心理的な負担の原因及び職場における他の労働者による当該労働者への支援の状況を含む。）

② 当該労働者の心理的な負担の状況

③ ②のほか、当該労働者の心身の状況

なお、事業者は、当該労働者の勤務の状況及び職場環境等を勘案した適切な面接指導が行われるよう、あらかじめ、面接指導を実施する医師に対して当該労働者に関する労働時間、労働密度、深夜業の回数及び時間数、作業態様並びに作業負荷の状況等の勤務の状況並びに職場環境等に関する情報を提供するものとする。

（4）面接指導の結果についての医師からの意見の聴取

法第66条の10第５項の規定に基づき、事業者が医師から必要な措置についての意見を聴くに当たっては、面接指導実施後遅滞なく、就業上の措置の必要性の有無及び講ずべき措置の内容その他の必要な措置に関する意見を聴くものとする。具体的には、次に掲げる事項を含むものとする。

ア 下表に基づく就業区分及びその内容に関する医師の判断

就業区分		就業上の措置の内容
区分	内容	
通常勤務	通常の勤務でよいもの	—
就業制限	勤務に制限を加える必要のあるもの	メンタルヘルス不調を未然に防止するため、労働時間の短縮、出張の制限、時間外労働の制限、労働負荷の制限、作業の転換、就業場所の変更、深夜業の回数の減少又は昼間勤務への転換等の措置を講じる。
要休業	勤務を休む必要のあるもの	療養等のため、休暇又は休職等により一定期間勤務させない措置を講じる。

イ 必要に応じ、職場環境の改善に関する意見

（5）就業上の措置の決定及び実施

法第66条の10第６項の規定に基づき、事業者が労働者に対して面接指導の結果に基づく就業上の措置を決定する場合には、あらかじめ当該労働者の意見を聴き、十分な話し合いを通じてその労働者の了解が得られるよう努めるとともに、労働者に対する不利益な取扱いにつながらないように留意しなければならないものとする。なお、労働者の意見を聴くに当たっては、必要に応じて、当該事業場の産業医等の同席の下に行うことが適当である。

事業者は、就業上の措置を実施し、又は当該措置の変更若しくは解除をしようとするに当たっては、当該事業場の産業医等と他の産業保健スタッフとの連携はもちろんのこと、当該事業場の健康管理部門及び人事労務管理部門の連携にも十分留意する必要がある。また、就業上の措置の実施に当たっては、特に労働者の勤務する職場の管理監督者の理解を得ることが不可欠であることから、事業者は、プライバ

シーに配慮しつつ、当該管理監督者に対し、就業上の措置の目的及び内容等について理解が得られるよう必要な説明を行うことが適当である。

また、就業上の措置を講じた後、ストレス状態の改善が見られた場合には、当該事業場の産業医等の意見を聴いた上で、通常の勤務に戻す等適切な措置を講ずる必要がある。

（6）結果の記録及び保存

規則第52条の18第２項の規定に基づき、事業者は、面接指導の結果に基づき、次に掲げる事項を記載した記録を作成し、これを５年間保存しなければならない。なお、面接指導結果の記録の保存について、電磁的記録による保存を行う場合は、７（5）の電磁的記録による保存を行う場合の取扱いと同様とする。

① 面接指導の実施年月日
② 当該労働者の氏名
③ 面接指導を行った医師の氏名
④ 当該労働者の勤務の状況
⑤ 当該労働者の心理的な負担の状況
⑥ その他の当該労働者の心身の状況
⑦ 当該労働者の健康を保持するために必要な措置についての医師の意見

9　ストレスチェック結果に基づく集団ごとの集計・分析及び職場環境の改善

（1）集団ごとの集計・分析の実施

事業者は、規則第52条の14の規定に基づき、実施者に、ストレスチェック結果を一定規模の集団ごとに集計・分析させ、その結果を勘案し、必要に応じて、当該集団11の労働者の実情を考慮して、当該集団の労働者の心理的な負担を軽減するための適切な措置を講じるよう努めなければならない。このほか、集団ごとの集計・分析の結果は、当該集団の管理者等に不利益が生じないようその取扱いに留意しつつ、管理監督者向け研修の実施又は衛生委員会等における職場環境の改善方法の検討等に活用することが望ましい。

また、集団ごとの集計・分析を行った場合には、その結果に基づき、記録を作成し、これを５年間保存することが望ましい。

（2）集団ごとの集計・分析結果に基づく職場環境の改善

事業者は、ストレスチェック結果の集団ごとの集計・分析結果に基づき適切な措置を講ずるに当たって、実施者又は実施者と連携したその他の医師、保健師、看護師若しくは精神保健福祉士又は産業カウンセラー若しくは臨床心理士等の心理職から、措置に関する意見を聴き、又は助言を受けることが望ましい。

また、事業者が措置の内容を検討するに当たっては、ストレスチェック結果を集団ごとに集計・分析した結果だけではなく、管理監督者による日常の職場管理で得られた情報、労働者からの意見聴取で得られた情報及び産業保健スタッフによる職場巡視で得られた情報等も勘案して職場環境を評価するとともに、勤務形態又は職場組織の見直し等の様々な観点から職場環境を改善するための必要な措置を講ずることが望ましい。このため、事業者は、次に掲げる事項に留意することが望ましい。

① 産業保健スタッフから管理監督者に対し職場環境を改善するための助言を行わせ、産業保健スタッフ及び管理監督者が協力しながら改善を図らせること。

② 管理監督者に、労働者の勤務状況を日常的に把握させ、個々の労働者に過度な長時間労働、疲労、ストレス又は責任等が生じないようにする等、労働者の能力、適性及び職務内容に合わせた配慮を行わせること。

10 労働者に対する不利益な取扱いの防止

事業者が、ストレスチェック及び面接指導において把握した労働者の健康情報等に基づき、当該労働者の健康の確保に必要な範囲を超えて、当該労働者に対して不利益な取扱いを行うことはあってはならない。このため、事業者は、次に定めるところにより、労働者の不利益な取扱いを防止しなければならないものとする。

（1）法の規定により禁止されている不利益な取扱い

法第66条の10第３項の規定に基づき、事業者は、労働者が面接指導の申出をしたことを理由とした不利益な取扱いをしてはならず、また、労働者が面接指導を受けていない時点においてストレスチェック結果のみで就業上の措置の要否及び内容を判断することはできないことから、事業者は、当然に、ストレスチェック結果のみを理由とした不利益な取扱いについても、これを行ってはならない。

（2）禁止されるべき不利益な取扱い

次に掲げる事業者による不利益な取扱いについては、一般的に合理的なものとはいえないため、事業者はこれらを行ってはならないものとする。なお、不利益な取扱い12の理由がそれぞれに掲げる理由以外のものであったとしても、実質的にこれらに該当するとみなされる場合には、当該不利益な取扱いについても、行ってはならないものとする。

ア 労働者が受検しないこと等を理由とした不利益な取扱い

① ストレスチェックを受けない労働者に対して、これを理由とした不利益な取扱いを行うこと。例えば、就業規則においてストレスチェックの受検を義務付け、受検しない労働者に対して懲戒処分を行うことは、労働者に受検を義務付けていない法の趣旨に照らして行ってはならないこと。

② ストレスチェック結果を事業者に提供することに同意しない労働者に対して、これを理由とした不利益な取扱いを行うこと。

③ 面接指導の要件を満たしているにもかかわらず、面接指導の申出を行わない労働者に対して、これを理由とした不利益な取扱いを行うこと。

イ　面接指導結果を理由とした不利益な取扱い

①　措置の実施に当たり、医師による面接指導を行うこと又は面接指導結果に基づく必要な措置について医師の意見を聴取すること等の法令上求められる手順に従わず、不利益な取扱いを行うこと。

②　面接指導結果に基づく措置の実施に当たり、医師の意見とはその内容・程度が著しく異なる等医師の意見を勘案し必要と認められる範囲内となっていないもの又は労働者の実情が考慮されていないもの等の法令上求められる要件を満たさない内容の不利益な取扱いを行うこと。

③　面接指導の結果を理由として、次に掲げる措置を行うこと。

（ａ）解雇すること。

（ｂ）期間を定めて雇用される者について契約の更新をしないこと。

（ｃ）退職勧奨を行うこと。

（ｄ）不当な動機・目的をもってなされたと判断されるような配置転換又は職位（役職）の変更を命じること。

（ｅ）その他の労働契約法等の労働関係法令に違反する措置を講じること。

11　ストレスチェック制度に関する労働者の健康情報の保護

ストレスチェック制度において、実施者が労働者のストレスの状況を正確に把握し、メンタルヘルス不調の防止及び職場環境の改善につなげるためには、事業場において、ストレスチェック制度に関する労働者の健康情報の保護が適切に行われることが極めて重要であり、事業者がストレスチェック制度に関する労働者の秘密を不正に入手するようなことがあってはならない。このため、法第66条の10第２項ただし書の規定において、労働者の同意なくストレスチェック結果が事業者には提供されない仕組みとされている。このほか、事業者は、次に定めるところにより、労働者の健康情報の保護を適切に行わなければならないものとする。

（１）実施事務従事者の範囲と留意事項

13規則第52条の10第２項の規定に基づき、ストレスチェックを受ける労働者について解雇、昇進又は異動に関して直接の権限を持つ監督的地位にある者は、ストレスチェックの実施の事務に従事してはならない。

なお、事業者が、労働者の解雇、昇進又は異動の人事を担当する職員（当該労働者の解雇、昇進又は異動に直接の権限を持つ監督的地位にある者を除く。）をストレスチェックの実施の事務に従事させる場合には、次に掲げる事項を当該職員に周知させなければならないものとする

①　ストレスチェックの実施事務従事者には法第104条の規定に基づき秘密の保持義務が課されること。

②　ストレスチェックの実施の事務は実施者の指示により行うものであり、実施

の事務に関与していない所属部署の上司等の指示を受けてストレスチェックの実施の事務に従事することによって知り得た労働者の秘密を漏らしたりしてはならないこと。

③　ストレスチェックの実施の事務に従事したことによって知り得た労働者の秘密を、自らの所属部署の業務等のうちストレスチェックの実施の事務とは関係しない業務に利用してはならないこと。

（2）ストレスチェック結果の労働者への通知に当たっての留意事項

規則第52条の12の規定に基づき、事業者は、実施者にストレスチェック結果を労働者に通知させるに当たっては、封書又は電子メール等で当該労働者に直接通知させる等、結果を当該労働者以外が把握できない方法で通知させなければならないものとする。

（3）ストレスチェック結果の事業者への提供に当たっての留意事項

ア　労働者の同意の取得方法

ストレスチェック結果が当該労働者に知らされていない時点でストレスチェック結果の事業者への提供についての労働者の同意を取得することは不適当であるため、事業者は、ストレスチェックの実施前又は実施時に労働者の同意を取得してはならないこととし、同意を取得する場合は次に掲げるいずれかの方法によらなければならないものとする。ただし、事業者は、労働者に対して同意を強要する行為又は強要しているとみなされるような行為を行ってはならないことに留意すること。

①　ストレスチェックを受けた労働者に対して当該ストレスチェックの結果を通知した後に、事業者、実施者又はその他の実施事務従事者が、ストレスチェックを受けた労働者に対して、個別に同意の有無を確認する方法。

②　ストレスチェックを受けた労働者に対して当該ストレスチェックの結果を通知した後に、実施者又はその他の実施事務従事者が、高ストレス者として選定され、面接指導を受ける必要があると実施者が認めた労働者に対して、当該労働者が面接指導の対象であることを他の労働者に把握されないような方法で、個別に同意の有無を確認する方法。

なお、ストレスチェックを受けた労働者が、事業者に対して面接指導の申出を行った場合には、その申出をもってストレスチェック結果の事業者への提供に同意がなされたものとみなして差し支えないものとする。

イ　事業者に提供する情報の範囲

事業者へのストレスチェック結果の提供について労働者の同意が得られた場合には、実施者は、事業者に対して当該労働者に通知する情報と同じ範囲内の情報についてストレスチェック結果を提供することができるものとする。

なお、衛生委員会等で調査審議した上で、当該事業場における事業者へのストレスチェック結果の提供方法として、ストレスチェック結果そのものではなく、当該労働者が高ストレス者として選定され、面接指導を受ける必要があると実施者が認めた旨の情報のみを事業者に提供する方法も考えられる。ただし、この方法による場合も、実施者が事業者に当該情報を提供するに当たっては、上記アの①又は②のいずれかの方法により、労働者の同意を取得しなければならないことに留意する。

ウ　外部機関との情報共有

事業者が外部機関にストレスチェックの実施の全部を委託する場合（当該事業場の産業医等が共同実施者とならない場合に限る。）には、当該外部機関の実施者及びその他の実施事務従事者以外の者は、当該労働者の同意なく、ストレスチェック結果を把握してはならない。なお、当該外部機関の実施者が、ストレスチェック結果を委託元の事業者の事業場の産業医等に限定して提供することも考えられるが、この場合にも、緊急に対応を要する場合等特別の事情がない限り、当該労働者の同意を取得しなければならないものとする。

エ　事業場におけるストレスチェック結果の共有範囲の制限

事業者は、本人の同意により事業者に提供されたストレスチェック結果を、当該労働者の健康確保のための就業上の措置に必要な範囲を超えて、当該労働者の上司又は同僚等に共有してはならないものとする。

（4）集団ごとの集計・分析の結果の事業者への提供に当たっての留意事項

ア　集団ごとの集計・分析の最小単位

集団ごとの集計・分析を実施した実施者は、集団ごとの集計・分析の結果を事業者に提供するに当たっては、当該結果はストレスチェック結果を把握できるものではないことから、当該集団の労働者個人の同意を取得する必要はない。ただし、集計・分析の単位が少人数である場合には、当該集団の個々の労働者が特定され、当該労働者個人のストレスチェック結果を把握することが可能となるおそれがあることから、集計・分析の単位が10人を下回る場合には、集団ごとの集計・分析を実施した実施者は、集計・分析の対象となる全ての労働者の同意を取得しない限り、事業者に集計・分析の結果を提供してはならないものとする。ただし、個々の労働者が特定されるおそれのない方法で集計・分析を実施した場合はこの限りでないが、集計・分析の手法及び対象とする集団の規模について、あらかじめ衛生委員会等で調査審議を行わせる必要があることに留意すること。

イ　集団ごとの集計・分析の結果の共有範囲の制限

集団ごとの集計・分析の結果は、集計・分析の対象となった集団の管理者等にとっては、その当該事業場内における評価等につながり得る情報であり、無制限にこれを共有した場合、当該管理者等に不利益が生じるおそれもあることから、事業者は、当該結果を事業場内で制限なく共有してはならないものとする。

（5）面接指導結果の事業者への提供に当たっての留意事項

面接指導を実施した医師は、規則第52条の18第２項に規定する面接指導結果に関する情報を事業者に提供するに当たっては、必要に応じて情報を適切に加工することにより、当該労働者の健康を確保するための就業上の措置を実施するため必要な情報に限定して提供しなければならないこととし、診断名、検査値若しくは具体的な愁訴の内容等の生データ又は詳細な医学的情報は事業者に提供してはならないものとする。

なお、事業場の産業医等ではなく、外部の医師が面接指導を実施した場合、当該医師は、当該労働者の健康を確保するために必要な範囲で、当該労働者の同意を取得した上で、当該事業場の産業医等に対して生データ又は詳細な医学的情報を提供することができるものとする。

12　その他の留意事項等

（1）産業医等の役割

ア　ストレスチェック制度における産業医等の位置付け

産業医は、法第13条並びに規則第13条、第14条及び第15条の規定に基づき、事業場における労働者の健康管理等の職務を行う者であり、そのための専門的知識を有する者である。また、規則第15条の規定に基づき、事業者は、産業医に対し、労働者の健康障害を防止するための必要な措置を講じる権限を与えなければならないこととされている。このように、産業医は、事業場における労働者の健康管理等の取組の中心的役割を果たすことが法令上想定されている。

このため、産業医がストレスチェック及び面接指導を実施する等、産業医が中心的役割を担うことが適当であり、ストレスチェック制度の実施責任を負う事業者は、産業医の役割についてイのとおり取り扱うことが望ましい。

なお、事業場によっては、複数の医師が当該事業場における労働者の健康管理等の業務に従事しており、その中で、産業医以外の精神科医又は心療内科医等が労働者のメンタルヘルスケアに関する業務を担当している場合等も考えられるが、こうした場合においては、ストレスチェック制度に関して、当該精神科医又は心療内科医等が中心的役割を担うことも考えられる。

イ　産業医等の具体的な役割

①　ストレスチェックの実施

ストレスチェックは当該事業場の産業医等が実施することが望ましい。なお、ストレスチェックの実施の全部を外部に委託する場合にも、当該事業場の産業医等が共同実施者となり、中心的役割を果たすことが望ましい。

②　面接指導の実施

面接指導は当該事業場の産業医等が実施することが望ましい。

③　事業者による医師の意見聴取

事業者は、法第66条の10第５項の規定に基づき、医師から必要な措置についての意見を聴くに当たって、面接指導を実施した医師が、事業場外の精神科医又は心療内科医等である場合等当該事業場の産業医等以外の者であるときは、当該事業者の事業場の産業医等からも面接指導を実施した医師の意見を踏まえた意見を聴くことが望ましい。

（２）派遣労働者に関する留意事項

ア　派遣元事業者と派遣先事業者の役割派遣労働者に対するストレスチェック及び面接指導については、法第66条の10第１項から第６項までの規定に基づき、派遣元事業者がこれらを実施することとされている。

一方、努力義務となっている集団ごとの集計・分析については、職場単位で実施することが重要であることから、派遣先事業者においては、派遣先事業場における派遣労働者も含めた一定規模の集団ごとにストレスチェック結果を集計・分析するとともに、その結果に基づく措置を実施することが望ましい。

イ　派遣労働者に対する就業上の措置に関する留意点派遣元事業者が、派遣労働者に対する面接指導の結果に基づき、医師の意見を勘案して、就業上の措置を講じるに当たっては、労働者派遣契約の変更が必要となること等も考えられることから、必要に応じて派遣先事業者と連携し、適切に対応することが望ましい。

（３）外部機関にストレスチェック等を委託する場合の体制の確認に関する留意事項

ストレスチェック又は面接指導は、事業場の状況を日頃から把握している当該事業場の産業医等が実施することが望ましいが、事業者は、必要に応じてストレスチェック又は面接指導の全部又は一部を外部機関に委託することも可能である。この場合には、当該委託先において、ストレスチェック又は面接指導を適切に実施できる体制及び情報管理が適切に行われる体制が整備されているか等について、事前に確認することが望ましい。

（４）労働者数50人未満の事業場における留意事項常時使用する労働者数が50人未満の小規模事業場においては、当分の間、ストレスチェックの実施は努力義務とされている。これらの小規模事業場では、産業医及び衛生管理者の選任並びに衛生委員会等の設置が義務付けられていないため、ストレスチェック及び面接指導を実施する場合は、産業保健スタッフが事業場内で確保できないことも考えられることから、産業保健総合支援センターの地域窓口（地域産業保健センター）等を活用して取り組むことができる。

13　定義

本指針において、次に掲げる用語の意味は、それぞれ次に定めるところによる。

①　ストレスチェック制度

17法第66条の10に係る制度全体をいう

② 調査票

ストレスチェックの実施に用いる紙媒体又は電磁的な媒体による自記式の質問票をいう。

③ 共同実施者・実施代表者

事業場の産業医等及び外部機関の医師が共同でストレスチェックを実施する場合等、実施者が複数名いる場合の実施者を「共同実施者」という。この場合の複数名の実施者を代表する者を「実施代表者」という。

④ 実施事務従事者

実施者のほか、実施者の指示により、ストレスチェックの実施の事務（個人の調査票のデータ入力、結果の出力又は記録の保存（事業者に指名された場合に限る。）等を含む。）に携わる者をいう。

⑤ ストレスチェック結果

調査票に記入又は入力した内容に基づいて出力される個人の結果であって、次に掲げる内容が含まれるものをいう。

- 職場における当該労働者の心理的な負担の原因に関する項目、心理的な負担による心身の自覚症状に関する項目及び職場における他の労働者による当該労働者への支援に関する項目について、個人ごとのストレスの特徴及び傾向を数値又は図表等で示したもの
- 個人ごとのストレスの程度を示したものであって、高ストレスに該当するかどうかを示した結果
- 医師による面接指導の要否

⑥ 集団ごとの集計・分析ストレスチェック結果を事業場内の一定規模の集団（部又は課等）ごとに集計して、当該集団のストレスの特徴及び傾向を分析することをいう。

⑦ 産業医等

産業医その他労働者の健康管理等を行うのに必要な知識を有する医師をいう。

⑧ 産業保健スタッフ

事業場において労働者の健康管理等の業務に従事している産業医等、保健師、看護師、心理職又は衛生管理者等をいう。

⑨ メンタルヘルス不調

精神及び行動の障害に分類される精神障害及び自殺のみならず、ストレス、強い悩み及び不安等、労働者の心身の健康、社会生活及び生活の質に影響を与える可能性のある精神的及び行動上の問題を幅広く含むものをいう。

（別添）

職業性ストレス簡易調査票

A　あなたの仕事についてうかがいます。最も あてはまるものに○を付けてください。

1．非常にたくさんの仕事をしなければならない………………………… 1　2　3　4
2．時間内に仕事が処理しきれない………………………………………… 1　2　3　4
3．一生懸命働かなければならない　……………………………………… 1　2　3　4
4．かなり注意を集中する必要がある……………………………………… 1　2　3　4
5．高度の知識や技術が必要なむずかしい仕事だ………………………… 1　2　3　4
6．勤務時間中はいつも仕事のことを考えていなければならない…… 1　2　3　4
7．からだを大変よく使う仕事だ…………………………………………… 1　2　3　4
8．自分のペースで仕事ができる…………………………………………… 1　2　3　4
9．自分で仕事の順番・やり方を決めることができる…………………… 1　2　3　4
10．職場の仕事の方針に自分の意見を反映できる………………………… 1　2　3　4
11．自分の技能や知識を仕事で使うことが少ない………………………… 1　2　3　4
12．私の部署内で意見のくい違いがある…………………………………… 1　2　3　4
13．私の部署と他の部署とはうまが合わない……………………………… 1　2　3　4
14．私の職場の雰囲気は友好的である……………………………………… 1　2　3　4
15．私の職場の作業環境（騒音、照明、温度、換気など）はよくない … 1　2　3　4
16．仕事の内容は自分にあっている………………………………………… 1　2　3　4
17．働きがいのある仕事だ…………………………………………………… 1　2　3　4

B　最近1か月間のあなたの状態についてうかがいます。最もあてはまるものに○を付けてください。

1．活気がわいてくる………………………………………………………… 1　2　3　4
2．元気がいっぱいだ………………………………………………………… 1　2　3　4
3．生き生きする……………………………………………………………… 1　2　3　4
4．怒りを感じる……………………………………………………………… 1　2　3　4
5．内心腹立たしい…………………………………………………………… 1　2　3　4
6．イライラしている………………………………………………………… 1　2　3　4
7．ひどく疲れた……………………………………………………………… 1　2　3　4
8．へとへとだ………………………………………………………………… 1　2　3　4
9．だるい……………………………………………………………………… 1　2　3　4
10．気がはりつめている……………………………………………………… 1　2　3　4
11．不安だ……………………………………………………………………… 1　2　3　4
12．落着かない………………………………………………………………… 1　2　3　4

13. ゆううつだ……………………………………………………… 1 2 3 4
14. 何をするのも面倒だ………………………………………… 1 2 3 4
15. 物事に集中できない…………………………………………… 1 2 3 4
16. 気分が晴れない……………………………………………… 1 2 3 4
17. 仕事が手につかない………………………………………… 1 2 3 4
18. 悲しいと感じる……………………………………………… 1 2 3 4
19. めまいがする………………………………………………… 1 2 3 4
20. 体のふしぶしが痛む………………………………………… 1 2 3 4
21. 頭が重かったり頭痛がする………………………………… 1 2 3 4
22. 首筋や肩がこる……………………………………………… 1 2 3 4
23. 腰が痛い……………………………………………………… 1 2 3 4
24. 目が疲れる…………………………………………………… 1 2 3 4
25. 動悸や息切れがする………………………………………… 1 2 3 4
26. 胃腸の具合が悪い…………………………………………… 1 2 3 4
27. 食欲がない…………………………………………………… 1 2 3 4
28. 便秘や下痢をする…………………………………………… 1 2 3 4
29. よく眠れない………………………………………………… 1 2 3 4

C あなたの周りの方々についてうかがいます。最も あてはまるものに○を付けてください。

次の人たちはどのくらい気軽に話ができますか？

1. 上司 ……………………………………………………………… 1 2 3 4
2. 職場の同僚 ……………………………………………………… 1 2 3 4
3. 配偶者、家族、友人等 ………………………………………… 1 2 3 4

あなたが困った時、次の人たちはどのくらい頼りになりますか？

4. 上司 ……………………………………………………………… 1 2 3 4
5. 職場の同僚 ……………………………………………………… 1 2 3 4
6. 配偶者、家族、友人等 ………………………………………… 1 2 3 4

あなたの個人的な問題を相談したら、次の人たちはどのくらいきいてくれますか？

7. 上司 ……………………………………………………………… 1 2 3 4
8. 職場の同僚 ……………………………………………………… 1 2 3 4
9. 配偶者、家族、友人等 ………………………………………… 1 2 3 4

D 満足度について

1. 仕事に満足だ …………………………………………………… 1 2 3 4
2. 家庭生活に満足だ ……………………………………………… 1 2 3 4

索　引

用語索引

あ

か

さ

た

判例索引

[最高裁判所]

最判昭和50年2月25日民集29巻2号143頁　20
最判昭和59年4月10日民集38巻6号557頁　21,224
最判昭和61年7月14日労判477号6頁（東亜ペイント事件）　167
最判平成12年3月24日民集54巻3号1155頁（電通事件）　20,165
最判平成15年7月18日労判862号92頁（東京海上火災保険・海上ビル診療所事件）　55
最判平成15年12月4日労判862号14頁　122
最判平成24年4月27日労判1055号5頁（日本ヒューレット・パッカード事件）　25
最判平成26年3月24日労判1094号22頁（東芝事件）　145

[高等裁判所]

大阪高判平成14年6月19日労判839号47頁（カントラ事件）　169
東京高判平成19年8月28日判タ1264号299頁　219
東京高判平成21年7月28日労判990号50頁（アテスト（ニコン熊谷製作所）事件）　225

[地方裁判所]

大阪地判平成18年5月19日判タ1230号227頁（Yahoo!BB顧客情報流出事件）　192
名古屋地判平成19年1月24日労判939号61頁　187
東京地判平成19年2月8日判タ1262号270頁（TBC個人情報流出事件）　193
釧路地裁帯広支判平成21年2月2日労判990号196頁（音更町農業協同組合事件）　165
大阪地判平成23年10月25日判時2138号81頁　155

著者紹介

小笠原六川国際総合法律事務所

小笠原 耕司（おがさわら・こうじ）

弁護士

一橋大学法学部卒業。東京弁護士会。

現在、小笠原六川国際総合法律事務所代表弁護士を務めるほか、2004年４月より2012年３月まで東海大学法科大学院教授（担当科目：現代商事法〈コーポレートガバナンス、コンプライアンス〉、倒産法、リーガルクリニック）を務め、現在は青山学院大学講師（商法）を務める。

専門は会社顧問業務、企業法務、事業再生、M&A等幅広い。

著書に『安全配慮義務違反を防ぐためのEAP導入のすすめ』(清文社)、『Q&A御社の営業は法律知識で強くなる』（清文社）、『企業評価・企業再生』（経済法令研究会）など多数。

中山 節子（なかやま・せつこ）

弁護士

東京大学法学部卒業。裁判官として東京地方裁判所等で20年余りのキャリアを経て、弁護士登録。東京弁護士会。

片倉 秀次（かたくら・しゅうじ）

弁護士

慶應義塾大学法学部法律学科、慶應義塾大学法科大学院卒業。東京弁護士会。

主な業務は、会社顧問業務、M&A、労働法務等。なかでも、労働法務については、労使双方の立場で多くの事件を扱う。また、労働法分野に関する執筆やセミナーなども行っている。

本阿弥 友子（ほんあみ・ともこ）

弁護士

東京大学文学部行動文化学科社会学専修課程、東京大学大学院法学政治学研究科卒業。東京弁護士会。

主な業務は、会社顧問業務等。

山崎 臨在（やまさき・ともなり）

弁護士

東京大学工学部航空宇宙工学科、慶應義塾大学法科大学院卒業。東京弁護士会。

主な業務は、会社顧問業務、渉外業務、知的財産業務等。

劉 セビョク（ゆ・せびょく）

弁護士

早稲田大学法学部、早稲田大学法務研究科卒業。第一東京弁護士会。早稲田大学法務研究科アカデミック・アドバイザーも務める。

主な業務は、会社顧問業務、渉外業務等。

竹原 昌利（たけはら・まさとし）

弁護士、公認会計士

一橋大学商学部、監査法人勤務を経て、首都大学東京法科大学院卒業。東京弁護士会。

主な業務は、租税法務、M&A、会社顧問業務等。

毛呂 直輝（もろ・なおき）

弁護士

早稲田大学法学部、慶應義塾大学法科大学院卒業。東京弁護士会。

主な業務は、会社顧問業務、M&A、労働法務、訴訟等。

浜口 伝博（はまぐち・つたひろ）

医師・医学博士

産業医科大学医学部卒業。日本IBM(株)等の専属産業医を経てファームアンドブレイン(有)を設立、(株)ファーストリテイリング統括産業医を兼任。現在、企業に対して産業保健コンサルティング、産業医サービスを提供。慶應義塾大学医学部講師、順天堂大学医学部講師。

産業医学推進賞受賞、日本産業衛生学会奨励賞受賞、中央労働基準局局長賞受賞。

「産業医ストラテジー」（監修）等著作多数。

Q&A ストレスチェック 実施ガイド
職場のメンタルヘルス対策への活用と留意点

2015年9月18日　初版発行
2016年1月20日　第3刷発行

編著者　小笠原六川国際総合法律事務所
　　　　浜口 伝博　©

発行者　小泉 定裕

発行所　株式会社 清文社
東京都千代田区内神田1－6－6（MIF ビル）
〒101-0047　電話03(6273)7946　FAX03(3518)0299
大阪市北区天神橋2丁目北2－6（大和南森町ビル）
〒530-0041　電話06(6135)4050　FAX06(6135)4059
URL http://www.skattsei.co.jp/

印刷：日本ハイコム㈱

■本書の内容に関するお問い合わせは編集部までFAX（03-3518-8864）でお願いします。

ISBN978-4-433-55745-4